AF305962

DE LA

CONJONCTIVITE PURULENTE

ET DE LA

DIPHTHÉRIE DE LA CONJONCTIVE,

AU POINT DE VUE

DU DIAGNOSTIC DIFFÉRENTIEL ET DE LA THÉRAPEUTIQUE;

PAR

LOUIS WECKER,

Docteur en Médecine de la Faculté de Würzbourg
et Docteur en Médecine de la Faculté de Paris.

PARIS.

J.-B. BAILLIÈRE et FILS,

LIBRAIRES DE L'ACADÉMIE IMPÉRIALE DE MÉDECINE,
rue Hautefeuille, 19.

—

1861

RIGNOUX, IMPRIMEUR DE LA FACULTÉ DE MÉDECINE,
rue Monsieur-le-Prince, 31.

A M. RAYER,

Médecin ordinaire de Sa Majesté l'Empereur,
Membre de l'Institut (Académie des Sciences)
et de l'Académie impériale de Médecine,
Président de la Société de Biologie,
Commandeur de la Légion d'Honneur, etc. etc.

Hommage de gratitude et de respectueux dévouement.

A M. A. DE GRAEFE,

Professeur d'Ophthalmologie à la Faculté de Berlin, etc. etc.

Hommage de profonde reconnaissance et d'un attachement sincère.

DE LA

CONJONCTIVITE PURULENTE

ET DE LA

DIPHTHÉRIE DE LA CONJONCTIVE,

AU POINT DE VUE

DU DIAGNOSTIC DIFFÉRENTIEL ET DE LA THÉRAPEUTIQUE.

INTRODUCTION.

En entreprenant l'étude de deux maladies si importantes, il ne pouvait entrer dans notre plan de faire une description minutieuse de tous leurs détails. Si nous avions donné trop de détails, nous aurions risqué de nous éloigner de notre but, qui consiste à poser une caractéristique bien nette de ces deux maladies. Nous nous efforcerons, après en avoir fait une étude consciencieuse, après en avoir bien montré les différences, de les séparer positivement au point de vue du diagnostic et de la thérapeutique. Dans cette dernière partie, nous insisterons sur les préceptes fondamentaux que notre très-honoré maître, M. A. de Graefe, a introduits dans la science, et dont l'importance et la vérité ont été bien prouvées par plusieurs années de pratique.

Qu'on ne soit pas étonné du petit nombre de moyens thérapeutiques que nous donnons dans cette étude, ils nous paraissent seuls réussir dans la pratique; quant à un grand nombre de remèdes qui ont été indiqués, mais dont l'efficacité n'est pas encore prouvée, nous ne les signalerons pas dans ce travail, pour ne pas le surcharger et n'en pas troubler la simplicité.

Dans un travail aussi court et aussi résumé, il nous était impossible d'étudier toutes les théories des auteurs ; car, vu les grandes différences dans leurs manières de voir, si nous les avions toutes indiquées, nous aurions risqué de ne jeter que du trouble et de la confusion là où nous cherchions avant tout la clarté. Nous avons suivi surtout les idées de notre maître, M. de Graefe, idées que nous avons vu se justifier pendant quelques années de pratique, en partie sous sa propre direction.

Pour ce qui regarde la littérature très-nombreuse de la conjonctivite purulente, nous renvoyons aux manuels d'ophthalmologie ; quant à la conjonctivite diphthéritique, maladie encore trop peu connue, nous indiquerons plus loin les principaux travaux sur ce sujet.

ARTICLE Ier.

Conjonctivite purulente.

Symptômes anatomiques. — En étudiant attentivement les caractères de la conjonctivite purulente, nous sommes forcés de la considérer comme n'étant qu'un degré plus avancé, qu'une aggravation de la conjonctivite catarrhale aiguë. Nous n'avons aucune preuve anatomique qui nous permette de les séparer nettement, mais il faut convenir que la marche et le développement des symptômes de la conjonctivite purulente permettent bien de la distinguer, dans la plupart des cas, de la conjonctivite catarrhale aiguë.

. Pour appuyer notre assertion, nous allons donner, en peu de mots, la description des symptômes anatomiques de cette dernière maladie ; ces symptômes sont au nombre de trois :

1° *Hyperémie de la conjonctive palpéprale et bulbaire.* En renversant les paupières, on voit une injection prononcée des vaisseaux plus ou moins droits qui s'étendent du cul-de-sac conjonctival vers le bord libre de la paupière, en courant entre les glandes de Meïbomius ; cette injection serait peu importante, car elle se rencontre fréquemment dans un œil un peu irrité. Les vaisseaux droits, à l'état normal, donnent de petites branches qui couvrent d'un lacis vasculaire peu développé les glandes de Meïbomius, en n'empêchant nullement de les distinguer ; mais, dans l'état catarrhal, en même temps que nous voyons les vaisseaux prendre plus de développement, le réseau vasculaire qui recouvre les glandes s'accroît aussi d'une manière considérable et peut même aller jusqu'à les voiler entièrement. Les vaisseaux qui courent dans le cul-de-sac de la conjonctive sont très-développés et se présentent en nombre considérable ; ils donnent une foule de rameaux qui rampent sur la conjonctive du bulbe et y forment un réseau vasculaire dont les mailles sont plus ou moins serrées. Dans des cas très-aigus de catarrhe, on voit même un second réseau au-dessous de celui-ci : le premier est formé de mailles irrégulières et sans ordre distinct, il appartient aux vaisseanx propres de la conjonctive et peut être déplacé avec elle ; le réseau sous-jacent, qui dépend du tissu sous-conjonctival, offre des vaisseaux plus ou moins rectilignes, serrés, ayant une direction rayonnée vers la cornée. La couleur de ces deux réseaux est aussi différente : tandis que le réseau superficiel est d'un rouge éclatant, le réseau profond offre un rouge plus foncé, qui tient au défaut de transparence de la conjonctive. Cette injection du réseau sous-conjonctival ne se rencontre que dans les cas très-aigus, et surtout quand il y a complication.

En observant la surface de la conjonctive, nous voyons qu'elle n'est plus lisse, mais qu'elle offre une multitude de petites élévations, élévations qui se trouvent en petit nombre sur la conjonctive à l'état normal, mais qui sont excessivement développées dans le cas de maladie. Ces élévations sont dues au gonflement des papilles conjonctivales, qui, analogues aux papilles vasculaires de la peau, sont formées elles-mêmes par de petites anses de vaisseaux recouvertes par la muqueuse, un peu épaissie dans ce point. Elles se trouvent en grand nombre sur la conjonctive palpébrale, surtout au point où celle-ci commence à quitter le tarse. Ces papilles sont en quelques points agminées, mais ailleurs elles sont tellement disséminées qu'on aurait tort d'assimiler cette couche papillaire à celle de la peau ; s'il y a simple hyperémie de la conjonctive, nous voyons se produire un gonflement de ces papilles, et ce gonflement est très-prononcé dans le cas de catarrhe.

Avec cette hyperémie des vaisseaux conjonctivaux, nous voyons survenir assez fréquemment des ecchymoses qui peuvent s'étendre plus ou moins dans le tissu conjonctival. Ces ecchymoses sont de peu d'importance ; nous les signalons seulement à cause de la confusion qu'on pourrait faire entre elles et une injection des vaisseaux de la sclérotique ; cette dernière injection se montre souvent sous la forme de taches rouge foncé dans lesquelles il est impossible de distinguer les vaisseaux. Un examen un peu attentif ne permettra pas de confondre ces taches avec les ecchymoses, qui sont bien différentes de couleur et d'aspect.

2° *Infiltration séreuse du tissu conjonctival.* Le tissu de la conjonctive est légèrement épaissi par une infiltration séreuse qui est beaucoup plus prononcée sur le bulbe et dans le cul-de-sac que sur le tarse ; car, dans ce dernier point, la conjonctive adhère très-fortement au cartilage. Dans les cas très-aigus de catarrhe, cette infiltration peut aller sur la conjonctive bulbaire, où le tissu est très-lâche, jusqu'à présenter les caractères du chémosis ; on observe aussi ce dernier phénomène chez des sujets âgés où le tissu conjonctival est très-relâché. Cette infiltration séreuse attaque naturellement aussi les papilles, les fait saillir d'une manière plus prononcée, et augmente cette apparence rugueuse de la surface conjonctivale, qui était déjà causée en partie par l'hyperémie des anses vasculaires. Le gonflement des papilles, devenu chronique (catarrhe chronique), donne à la surface de la conjonctive un aspect velouté.

3° *Modification de la sécrétion de la conjonctive.* La sécrétion, au commencement de l'affection catarrhale, est aqueuse et légèrement albumineuse; bientôt elle devient muqueuse et même purulente. Si nous ouvrons un œil qui commence à être attaqué par un catarrhe, nous trouverons la sécrétion formant une bande horizontale de mucosité semi-transparente qui parcourt la conjonctive bulbaire et la cornée, au point où s'étaient réunies les deux paupières fermées. D'autres fois nous trouvons cette mucosité accumulée sous forme de filaments dans les plis du cul-de-sac conjonctival. Le microscope nous montre cette sécrétion formée d'un grand nombre de cellules épithéliales, au milieu desquelles se voient quelques cellules de pus. Chez les vieillards, où les paupières ne s'accolent pas exactement au bulbe, cette sécrétion devient écumeuse par suite de son mélange avec les bulles d'air, et s'accumule sous forme d'une écume blanche surtout dans le grand angle de l'œil et sur le bord libre des paupières.

Quand la maladie a duré plus longtemps, la sécrétion prend un caractère muco-purulent; on y trouve alors une foule de cellules granuleuses à noyau, des cellules de pus, tandis que les cellules épithéliales sont en grande minorité. Par suite des mouvements des paupières, quand la sécrétion est devenue plus abondante, elle est chassée en partie en dehors, et, se séchant à l'air, forme des croûtes jaunâtres, d'un aspect vitreux, qu'il ne faut pas confondre avec les croûtes de la blépharo-adénite ou de la séborrhée des paupières. Les croûtes de ces dernières maladies se trouvent

immédiatement à la base des cils, tandis que la sécrétion du catarrhe s'accumule à 2 millimètres du bord libre de la paupière ; les
premières croûtes, contenant beaucoup de graisse, sont molles et
friables, tandis que les autres sont plus dures et presque vitreuses.
Il est facile de comprendre que l'irritation causée sur le bord des
paupières par la sécrétion conjonctivale peut amener souvent une
complication de blépharo-adénite ; on a souvent même occasion de
voir que par suite de l'écoulement abondant de la sécrétion, il survient des excoriations d'une certaine étendue, et même un eczéma,
autour de l'œil et surtout sur les joues. Ce cas se rencontre fréquemment chez les enfants.

Quant à ce qui regarde la possibilité d'inoculer la maladie au
moyen de la sécrétion conjonctivale, les opinions sont partagées. Il
nous semble que la transmission de la maladie est possible, mais
nous reconnaissons que beaucoup d'expériences d'inoculation ont
échoué. Il n'y a aucun doute sur le fait que la sécrétion catarrhale
n'a pas la propriété d'être inoculée aussi facilement que la sécrétion
de la conjonctivite purulente.

Revenons maintenant à la conjonctivite purulente. Dès le commencement de cette maladie, l'hyperémie vasculaire est beaucoup
plus prononcée que dans le catarrhe aigu ; il en est de même de l'infiltration séreuse, qui attaque non-seulement le tissu conjonctival,
mais aussi le tissu sous-conjonctival. Cette infiltration séreuse sou-
lève, dans la plupart des cas, la conjonctive du bulbe, et forme un
chémosis plus ou moins prononcé, qui empêche le plus souvent de
distinguer l'injection subconjonctivale, injection qui ne tarde pas à
se produire au début d'une conjonctivite purulente aiguë. Nous
trouvons aussi l'infiltration séreuse très-marquée dans le cul-de-sac,
qui forme un anneau rouge, gorgé de vaisseaux, autour du bulbe.
Il est inutile d'ajouter que tout ce que nous venons d'indiquer ne
s'applique qu'à la conjonctivite purulente aiguë, et non point à la
conjonctivite purulente chronique, sur laquelle nous reviendrons
plus tard.

Nous avons déjà vu, dans le catarrhe aigu, le soulèvement des papilles assez prononcé ; nous trouvons ici, à cause de l'infiltration séreuse plus considérable, les papilles bien plus proéminentes. Les papilles, qui avaient dans le catarrhe une forme pointue, ont perdu cette apparence ; elles se sont élargies et ont pris l'aspect de petits tubercules dont les côtés sont aplatis par suite de leur pression l'un contre l'autre. On voit trop souvent les auteurs donner à ces papilles gonflées le nom de *granulations* ou état granuleux de la conjonctive, ce qui induit en erreur en les faisant confondre avec les véritables granulations. Nous attirons surtout l'attention sur ce fait, que nous n'avons pas ici une formation néoplastique, comme dans les granulations, mais seulement une infiltration séreuse, un gonflement, avec turgescence d'un tissu préexistant.

L'infiltration séreuse du tissu conjonctival et sous-conjonctival se propage par le bord intermarginal des paupières, en atteint le tissu sous-cutané, et y cause un œdème. Aussi ne voit-on pas un cas de conjonctivite purulente aiguë où il n'y ait un œdème plus ou moins prononcé des paupières, avec disparition plus ou moins complète des plis cutanés ; la paupière supérieure surtout, élargie par l'infiltration, tombe, par son propre poids, plus bas que de coutume, empêche plus ou moins le malade de voir, et offre, dans quelques cas, assez de difficulté pour l'examen. Ce fait est important à noter ; car, dans les cas les plus graves de catarrhe aigu, l'œdème n'atteint jamais une telle importance.

Si nous pouvions encore parler, dans le catarrhe aigu, d'un reste de transparence des glandules de Meïbomius, il est inutile d'ajouter ici qu'il n'y a plus moyen de les apercevoir dans la conjonctivite purulente, car l'accroissement et le nombre des papilles turgescentes forment un rideau qui les voile complétement.

L'hyperémie de la conjonctive, comme nous l'avons déjà dit, est beaucoup plus forte dans la conjonctivite purulente ; elle s'étend à la conjonctive bulbaire jusqu'à la cornée, dont le limbe conjonctival lui-même est vascularisé. Les ecchymoses se produisent dans cette conjonctive gorgée de sang encore beaucoup plus facilement.

Pour ce qui regarde la sécrétion, nous voyons plusieurs points qui permettent de distinguer la conjonctivite purulente du catarrhe. Au commencement de la maladie, nous ne trouvons qu'une forte augmentation dans la sécrétion des larmes, accompagnée de l'exsudation d'une sérosité aqueuse à la surface de la conjonctive. Cette humeur claire et transparente prend, par la mixtion avec une petite quantité de la matière colorante du sang (produite probablement par les ecchymoses), une coloration légèrement citrine; cette dacryorrhée est bientôt suivie de la sécrétion coujonctivale d'un liquide purulent assez épais, qui s'accumule en grande abondance dans le grand angle de l'œil, et recouvre bientôt la paupière inférieure, sur laquelle vient pendre, comme un voile, la paupière supérieure. En écartant les paupières, nous voyons s'échapper quelques gouttes d'un pus épais, et cela surtout chez les nouveau-nés atteints de conjonctivite purulente; en renversant la paupière inférieure, nous voyons la conjonctive palpébrale et celle du cul-de-sac couvertes d'une couche uniforme de liquide purulent. Nous ne pouvons distinguer, comme dans beaucoup de cas de catarrhe aigu, dans les plis du cul-de-sac, des filaments muqueux, mais ils sont remplis d'une couche de pus uniforme. Cette sécrétion purulente, homogène, dure pendant toute la période aiguë de la maladie, et ce n'est que lorsque les symptômes d'irritation diminuent qu'elle devient muco-purulente; on voit alors apparaître çà et là quelques filaments muqueux. Il ne faut pas confondre ces filaments muqueux avec les lambeaux fibrineux qu'on rencontre dans la sécrétion séreuse de la conjonctivite diphthéritique.

On a eu tort de vouloir, en se fondant sur ces changements dans la sécrétion, établir trois phases de la maladie : la dacryorrhée, la pyorrhée et la blennorrhée. La transformation de la sécrétion se fait d'une manière beaucoup trop insensible pour qu'on puisse séparer ainsi ces trois phases de la maladie; de plus, dans quelques cas, l'une ou l'autre de ces phases a une durée tellement courte, qu'elle échappe tout à fait à l'observateur : ainsi nous voyons quelquefois la dacryorrhée n'exister que pendant très-peu de temps, et faire rapidement place à une pyorrhée très-prononcée. Néanmoins il est important de connaître ces changements dans la sécrétion, pour suivre la marche générale de la maladie. L'abondance dans la sécrétion purulente est souvent énorme ; au paroxysme de la maladie, nous voyons souvent la sécrétion tellement abondante, que quelques instants après avoir nettoyé la conjonctive, et surtout celle du cul-de-sac, nous la trouvons de nouveau couverte de pus. Nous ne partageons pas l'opinion de la plupart des auteurs, qui attribuent à cette sécrétion une propriété corrosive sur la cornée, et nous ne trouvons pas dans cette sécrétion la cause des complications si fréquentes des maladies de la cornée.

La sécrétion de la conjonctivite purulente aiguë est toujours inoculable ; nous ne voulons pas dire par là que la sécrétion d'une conjonctivite purulente produise nécessairement une conjonctivite purulente : l'inoculation de ce pus peut produire une affection beaucoup plus grave, la conjonctivite diphthéritique.

Cette facilité d'inoculer la conjonctivite purulente n'est pas pour nous une raison suffisante pour la séparer complétement du catarrhe aigu, dont la sécrétion peut, nous l'avons déjà dit, être inoculable. D'un autre côté, les tentatives d'inoculation avec le pus d'une conjonctivite purulente chronique, qui a longtemps persisté, peuvent échouer.

Énumérons encore une fois les principaux caractères différentiels qui permettent de distinguer la conjonctivite purulente du catarrhe aigu, ce sont :

1° L'injection vasculaire et l'infiltration séreuse beaucoup plus forte du tissu conjonctival et du tissu sous-conjonctival ;

2° La proéminence plus grande des papilles de la conjonctive et leur turgescence ;

3° L'abondance d'une sécrétion purulente.

Symptômes généraux. — Les symptômes généraux de la conjonctivite purulente offrent un caractère de grande variabilité. La douleur
n'existe généralement qu'au début de la maladie; aussitôt que la
sécrétion purulente s'est établie, elle disparaît assez vite. L'élévation
de la température locale suit la même marche; au commencement,
elle est assez sensible au toucher, et en même temps cause au malade la sensation de cuisson; symptômes qui ne tardent pas à disparaître avec l'apparition de la sécrétion purulente. Il n'est pas nécessaire d'indiquer que l'infiltration œdémateuse des paupières,
quand elle est prononcée, et surtout quand elle atteint les deux
yeux, cause au malade une grande gêne pour la vue; le plus souvent les malades, quand les deux yeux sont atteints, doivent cesser
tout travail.

Dans la plupart des cas, la maladie suit sa course sans que l'organisme en général soit le moins du monde affecté; ce n'est que
chez des individus d'un tempérament nerveux et facilement irri-
table que nous voyons apparaître la fièvre, accompagnée d'un état
gastrique.

Le plus souvent les troubles qui se montrent dans la santé doivent être attribués au traitement rigoureux qu'on est quelquefois
obligé de faire subir au malade, à la réclusion et à un séjour pro-
longé dans le lit, par exemple.

Marche de la maladie. — De même que le catarrhe aigu de la conjonctive, la conjonctivite purulente peut se guérir spontanément, au
bout de quinze jours à trois semaines, sans laisser la moindre trace
sur la conjonctive. Malheureusement c'est là le cas le plus rare; le
plus souvent, chez les malades abandonnés à eux-mêmes, on voit se
transformer la conjonctivite purulente aiguë en maladie chronique,
de même que l'on observe cela dans le catarrhe de la conjonctive.
Les symptômes de congestion et d'œdème de la conjonctive bulbaire
disparaissent; dans la conjonctivite palpébrale, la turgescence du
tissu sous-conjonctival diminue un peu, de même que l'œdème des
paupières; mais la proéminence des papilles augmente encore, et

souvent nous rencontrons de plus un accroissement dans la sécrétion. Nous avons alors ce que les auteurs appellent à tort l'*état granuleux* de la conjonctive. Une fois que l'inflammation a presque disparu sur la conjonctive bulbaire, et que la maladie s'est localisée
sur la conjonctive palpébrale, l'état devient chronique et peut persister pendant des mois et même des années. Il est facile de comprendre que, cet état chronique se prolongeant, le tissu conjonctival
devient encore beaucoup plus relâché que cela ne s'observe dans les
cas de catarrhe chronique. Plus souvent que dans cette dernière
maladie, nous voyons la conjonctivite purulente chronique causer
un tel relâchement des paupières qu'il peut aller, pour la paupière
inférieure, jusqu'à produire un ectropion.

Une des différences les plus importantes qui existent entre la conjonctivite purulente et le catarrhe, c'est que la première est très-souvent compliquée de maladies de la cornée, tandis que c'est un
accident fort rare dans le catarrhe aigu. Les cas graves de la conjonctivite purulente ne se présentent que très-rarement sans complication de maladie de la cornée. Il en faut chercher la cause dans
la compression que l'infiltration séreuse conjonctivale et sous-con-
jonctivale (chémosis) exerce sur ses vaisseaux nourriciers. Dans les
cas aigus de conjonctivite purulente, nous la trouvons souvent un
peu ternie et légèrement opaline. Ce n'est probablement qu'une infiltration séreuse, un œdème de son tissu, mais qui offre un grand
obstacle à la vision. Cet œdème s'observe plus facilement au bord
de la cornée ou bien sur le fond noir de l'œil, après qu'on a di-
laté la pupille. S'il doit survenir une complication plus grave de la
cornée, cette légère opacité générale se localise en un point, le
plus souvent périphérique, de cette membrane. Il n'est pas nécessaire que cet état œdémateux général de la cornée précède toujours la maladie; nous en voyons souvent une partie atteinte, sans
que le reste ait perdu en rien sa transparence parfaite. De cette
manière ou de l'autre, il se forme une infiltration grisâtre d'une

3

partie de la cornée, dont la couche épithéliale reste parfaitement
intacte. Cette infiltration grisâtre peut persister pendant quelque
temps, et peut disparaître avec les phénomènes inflammatoires
de la conjonctivite. Si cela n'a pas lieu, nous voyons, au bout de
quelque temps, cette infiltration grisâtre s'étendre un peu et prendre une couleur jaunâtre; bientôt les parties externes de la cornée s'exfolient, il se fait une perte de substance, et nous avons
une véritable ulcération. Le fond et les bords de cet ulcère prennent
de plus en plus une couleur jaune sale, et, à mesure que le tissu de
la cornée est atteint de nécrose, l'ulcération gagne en étendue.
L'affection peut alors se terminer de deux manières : ou bien il
y a arrêt de la nécrose, et il se fait une régénération du tissu,
ou bien il survient une perforation de la cornée, qui peut entraîner des suites diverses. Si la régénération a lieu, l'infiltration
jaunâtre qui entoure l'ulcère diminue et fait place à une coloration
grisâtre; en même temps, il se développe, du réseau conjonctival et
sous-conjonctival, des vaisseaux qui se dirigent vers l'ulcération ;
l'ulcère se vascularise. Pendant que cette vascularisation commence, il se forme une couche épithéliale qui couvre l'ulcère. Il
est facile, en examinant l'image d'une lumière qui se réfléchit sur la
cornée, de se convaincre de l'existence de cette couche épithéliale;
car les bords de la plaie, devenus lisses, ne sont plus abruptes et ne
coupent plus l'image comme cela avait lieu auparavant. Au-dessus
de cette couche épithéliale, il se fait alors la régénération plus ou
moins complète du tissu cornéal. Si l'ulcère, tout en étant profond,
ne s'est pas trop étendu en largeur, la régénération se fait parfaitement, et la transparence de la cornée n'est nullement altérée. Cette
même restitution a lieu pour des ulcères d'une assez grande étendue,
mais peu profonds. La transparence sera devenue complète, quand
l'infiltration inflammatoire qui entoure l'ulcère aura entièrement
disparu.

S'il n'y a pas un arrêt, une régénération de l'ulcère, il survient
une perforation de la cornée.

Lorsque la perforation a eu lieu, la régénération se fait, dans beaucoup de cas, en commençant par les bords de l'ulcère. C'est une conséquence naturelle des bonnes conditions dans lesquelles il se trouve maintenant; car, l'humeur aqueuse s'étant écoulée, la pression intra-oculaire a presque complétement cessé, et la cornée est devenue flasque. C'est un fait constaté, que lorsque l'ulcère a une certaine étendue et une certaine profondeur, la régénération ne peut se faire qu'après une perforation naturelle ou artificielle, car les parties profondes de l'ulcère, devenues très-minces, étant soumises à la pression considérable des humeurs de l'œil, souffrent tellement dans leur nutrition que la régénération de la perte de substance est complétement impossible. Lorsque la perforation aura lieu, la régénération commence le plus souvent immédiatement. Il faut alors que le fond de l'ulcère, pendant le temps où la pression intra-oculaire est presque nulle, gagne en épaisseur suffisamment pour résister à cette pression qui s'établira aussitôt que le trou de perforation se sera fermé. Si cela n'a pas lieu, une nouvelle perforation est inévitable, et cela tant que le fond de l'ulcère n'aura pas assez d'épaisseur pour résister à la pression et pour échapper ainsi à cette cause d'entravement dans la régénération. Il est clair que lorsque plusieurs de ces perforations auront eu lieu les unes à la suite des autres, il en résultera une opacité plus ou moins prononcée de cette partie de la cornée, tandis que nous voyons des perforations se faire dans des ulcères de peu d'étendue, et guérir sans laisser aucune trace, ou seulement une tache de peu d'importance.

Nous voyons les perforations de grande étendue avoir d'autres conséquences d'un ordre bien différent. Un prolapsus très-considérable de l'iris a eu lieu; le cristallin fait hernie dans la plaie et offre un grand obstacle à sa réunion. Quand l'œil est ouvert sur une surface aussi considérable, l'inflammation peut se propager sur les membranes profondes de l'œil et entraîner la perte complète de l'organe. Dans d'autres cas, surtout lorsque le cristallin s'est échappé de l'œil, nous voyons survenir un accolement de l'iris avec les restes de la cornée qui adhèrent ensemble par une couche plastique et s'organisant en tissu cicatriciel ; ce tissu n'est très-souvent pas assez fort pour résister à la pression intra-oculaire, et il se fait un staphylome d'une étendue plus ou moins grande.

Une autre espèce d'affection qui attaque rarement la cornée pendant la conjonctivite purulente, mais beaucoup plus fréquemment pendant la conjonctivite diphthéritique, est très-dangereuse et difficile à suivre dans sa marche.

Au début d'une conjonctivite purulente aiguë, il se forme sur la cornée encore parfaitement transparente une perte de la couche épithéliale de plus ou moins d'étendue ; cela a lieu le plus souvent au centre de la cornée. Cette perte de substance échappe très-souvent à l'observation, vu qu'elle n'altère en rien la transparence de la cornée et la facilité de la vision. Cette chute de l'épithélium donne lieu à la formation d'une petite facette à la surface de la cornée ; elle gagne en étendue et en profondeur par une destruction insensible du tissu, et quand la facette a atteint à peu près la moitié de l'épaisseur de cette membrane, elle devient peu à peu opaque en prenant une coloration jaunâtre. Si nous examinons cette partie avec la loupe, et surtout à l'éclairage oblique, nous voyons que la coloration jaunâtre est due à de petits flocons qui se trouvent au fond et sur les bords de l'ulcère, et qui sont causés par la nécrose du tissu cornéal. Lorsque la facette a atteint les couches profondes de la cornée et que la perforation devient imminente, nous voyons disparaître ce tissu nécrosé, et l'ulcère redevenir parfaitement clair et transparent. En même temps, le plancher aminci de l'ulcère est poussé en avant par la pression intra-oculaire, et remplit l'espace laissé par le manque de substance. Ce fait, joint à la transparence parfaite de la plaie, est cause que le danger imminent d'une perforation, même de grande étendue, échappe facilement à l'observation. Le malade lui-même, à ce moment, jouit du recouvrement d'une vision claire et nette, et peut induire le médecin en erreur. Mais cette tranquillité disparaît bientôt ; la perforation a lieu. Alors, dans des cas assez

rares, la régénération peut se faire de la manière que nous venons
de décrire; mais le plus souvent, à cause de l'imprévu et de la grande
étendue de la perforation, elle est suivie de la perte complète de
l'œil, ou la guérison a lieu, mais avec formation d'une staphylome.

Nous ne voulons pas dire que cette seconde affection de la cornée
doive toujours aller jusqu'à la perforation. Si les symptômes inflammatoires de la conjonctive diminuent, il peut se faire que la régénération de ces facettes ait lieu pendant le courant de la maladie ; pour
ceci, il est absolument nécessaire que la facette n'ait pas encore
atteint les parties profondes de la cornée. Dans les cas de régénération, nous voyons la facette transparente prendre une couleur grisâtre, et, s'il y avait déjà des flocons de tissu nécrosé, l'ulcère se
nettoie, et il se forme cette infiltration grisâtre que nous avons dit
avoir lieu au moment de la régénération ; en même temps, la cornée
se vascularise, une couche épithéliale recouvre l'ulcère, et le tissu
régénérateur se forme.

La facilité avec laquelle tous ces accidents peuvent se produire
sur la cornée fait le danger principal de la conjonctivite purulente.

ÉTIOLOGIE.

Il n'y a pas de doute que la cause la plus fréquente de la conjonctivite purulente est l'inoculation. C'est le cas surtout de l'ophthalmie purulente gonorrhéique et de la conjonctivite purulente des
nouveau-nés, sur lesquelles nous reviendrons plus tard. La facilité
avec laquelle se fait l'inoculation est prouvée par la fréquence des
cas où la maladie se transporte d'un œil à l'autre chez le même
sujet. Il faut fixer avec soin son attention sur ce point, et chercher
à préserver l'œil sain par l'application d'un bandeau compressif; ce
préservatif appliqué soigneusement garantit presque toujours de la
contagion. Il faut mettre ce bandeau compressif, même si l'œil sain
montre déjà quelques traces d'inflammation ; on voit avorter ainsi

quelquefois ces symptômes , et l'œil redevenir intact. Dans ces cas, il faut avoir soin d'enlever fréquemment le bandeau , et aussitôt qu'on aura constaté que la tentative de faire avorter ces symptômes a échoué, on devra immédiatement le supprimer.

C'est un fait curieux que, malgré la très-grande fréquence de la gonorrhée, et la facilité avec laquelle la sécrétion gonorrhéique est inoculée, l'inoculation sur la conjonctive ne se fasse pas plus souvent : c'est ce qui a engagé beaucoup d'auteurs à considérer comme une métastase la conjonctivite purulente d'individus atteints de gonorrhée, surtout lorsqu'elle était accompagnée par hasard d'une diminution dans la sécrétion du côté de l'urèthre ou du vagin ; mais il n'est pas nécessaire d'avoir recours à une métastase , car on ne voit malheureusement que trop souvent des personnes parfaitement saines du côté des organes sexuels être affectées d'une conjonctivite purulente gonorrhéique qu'elles se sont inoculée par des rapports avec des personnes atteintes de gonorrhée. Nous partageons l'opinion de M. Mackenzie, qui croit que l'inoculation ne se fait pas plus souvent par le contact de doigts malpropres avec les yeux, parce qu'en portant les doigts aux yeux et en les frottant, nous fermons involontairement les paupières d'une manière assez étroite pour que la matière infectante ne puisse venir en contact avec la muqueuse ; néanmoins ces inoculations se font beaucoup plus fréquemment chez les hommes que chez les femmes.

Nous avons vu que la conjonctivite purulente est très-fréquemment causée par inoculation ; il faut ajouter ici que cette maladie est assez souvent la suite d'autres maladies des yeux. Ainsi un catarrhe aigu peut dégénérer en conjonctivite purulente ; nous ne voulons pas parler ici des cas où l'on a été induit en erreur, en prenant les premiers symptômes de la conjonctivite purulente pour un simple catarrhe aigu. Plus tard nous aurons occasion de voir comment la conjonctivite granulaire aiguë et la conjonctivite diphthéritique doivent passer nécessairement par une phase d'état purulent, tout à fait analogue à la conjonctivite purulente, pour arriver à la guérison.

D'un autre côté, des causes d'irritation qui ont leur siége près de
l'œil, par exemple des maladies chroniques des conduits lacrymaux
ou des affections chroniques des paupières, peuvent produire et entretenir une conjonctivite purulente ; mais, dans ces cas, la maladie
toujours chronique sera relativement bénigne.

Diagnostic différentiel.

Nous ne revenons pas sur les différences entre le catarrhe aigu et
la conjonctivite purulente, différences que nous avons énumérées
assez longuement. Pour établir le diagnostic différentiel, d'une si
haute importance, entre la conjonctivite purulente et la conjonctivite diphthéritique, nous sommes obligé d'anticiper un peu sur ce
que nous aurons plus tard à dire de cette dernière maladie : il im-
porte beaucoup, soit pour le pronostic, soit pour le traitement, de
bien différencier ces deux maladies. Comme la conjonctivite diphthéritique produit une infiltration coaulable et fibrineuse dans le tissu
conjonctival, tandis que la conjonctivite purulente n'offre qu'une
infiltration séreuse avec turgescence très-prononcée de la conjonctive, nous trouvons, dans cette différence entre les symptômes anatomiques, le moyen principal de séparer bien nettement ces deux
affections. Dans la conjonctivite diphthéritique, la muqueuse est
épaissie ; elle est dure, lisse, et d'une couleur gris jaunâtre ; tandis
que, dans l'état purulent, la conjonctive, tout en étant épaissie, est
molle, bosselée, très-turgescente, rouge, et facilement saignante.
Dans le premier cas, nous trouvons tous les caractères d'une stase
dans la circulation, stase que provoque la compression exercée
sur les vaisseaux par l'infiltration coagulée ; la muqueuse a gagné
beaucoup en épaisseur, ce qui se voit surtout lorsqu'on la scarifie
profondément ; les scarifications ne donnent que peu ou pas du tout
de sang ; tandis que, dans la conjonctivite purulente, la conjonctive
très-turgescente montre une disposition aux hémorrhagies sponta-
nées, et les scarifications les plus légères donnent une quantité de

sang assez forte, en même temps qu'une partie de la sécrétion séreuse accumulée dans le tissu conjonctival s'échappe. Nous avons vu
que les paupières fort œdémateuses de la conjonctivite purulente
offraient quelque difficulté à l'examen ; on pouvait toutefois les re-
tourner encore assez facilement ; mais, dans la conjonctivite diphthéritique, l'infiltration fibrineuse offre un assez grand obstacle au
renversement des paupières endurcies et fortement gonflées, et cela
surtout pour la paupière supérieure. La sécrétion d'une conjonctivite purulente bien développée est purulente, et couvre d'une couche
uniforme la muqueuse turgescente ; tandis que nous rencontrons
dans la conjonctivite diphthéritique un liquide séreux, d'une couleur d'un jaune sale, dans lequel nagent de petits lambeaux de
fibrine grisâtre. Voilà, en peu de mots, les différences capitales entre
ces deux maladies ; mais nous aurons plus tard l'occasion de décrire
des cas où il y a en quelque sorte combinaison entre elles, et où
ces symptômes se trouvent mélangés.

Il nous reste à séparer la conjonctivite purulente de la conjonctivite granulaire aiguë. Nous voyons d'abord, dans cette dernière maladie, l'infiltration séreuse beaucoup moins intense ; le réseau vasculaire conjonctival et subconjonctival assez développé ne nous
montre néanmoins pas cette turgescence avec développement si prononcé des papilles, comme nous l'avons trouvé dans la conjonctivite
purulente. Mais le point le plus important du diagnostic différentiel, c'est l'existence des granulations : ce sont de petites élévations
lenticulaires, pâles, dépourvues de vaisseaux, qui peuvent être plus
facilement observées sur la conjonctive du tarse supérieur ; elles se
montrent à l'origine comme de petites taches blanchâtres sur cette
membrane fortement injectée. Les taches, de la grandeur d'un grain
de millet, s'élèvent peu à peu au-dessus de la surface de la conjonctive ; on ne voit pas de vaisseaux sur la granulation, mais souvent
un vaisseau qui se dirige vers elle ou qui l'entoure. Un observateur
peu attentif négligera facilement ces petites taches, qui ne s'élèvent
guère au-dessus de la conjonctive, et fixera beaucoup plus son at-

tention sur l'injection qu'offre cette membrane et sur la turgescence des papilles qui l'accompagne. Plus ces granulations acquièrent de la hauteur, plus elles prennent une coloration d'un gris sale, et finissent par devenir légèrement transparentes; alors elles ne peuvent guère échapper à l'observation.

Si nous rencontrons ces taches blanchâtres ou ces petites élévations d'un gris sale sur une conjonctive fortement injectée et relativement peu turgescente, nous pouvons être sûrs d'avoir affaire à une conjonctivite granulaire aiguë. La sécrétion nous montrera aussi des différences ; elle est très-faible, vu l'injection de la conjonctive, et comparée à la sécrétion de la conjonctivite purulente. Si la conjonctivite granulaire aiguë, au lieu de devenir chronique, en formant ce que l'on appelle un *trachoma*, montre plutôt une tendance à la résorption des granulations, résorption qui ne peut avoir lieu que par une vascularisation beaucoup plus forte de la conjonctive et par un véritable état purulent, il est alors très-difficile de distinguer cette phase purulente d'une véritable conjonctivite purulente. Nous dirons plus : quand toutes les granulations ont disparu dans la conjonctive vascularisée, dont les papilles sont maintenant très-turgescentes, il est impossible de poser une différence entre les deux maladies. On ne peut se prononcer sur l'origine de cet état purulent que lorsqu'il reste encore çà et là quelques petites granulations que l'on voit entre les papilles gonflées. Quand l'état purulent s'est bien établi, nous aurons une véritable conjonctivite purulente, qui peut suivre les phases que nous avons indiquées plus haut ; elle peut guérir soit spontanément, soit par un traitement convenable, ou bien dégénérer en état chronique. Il faut observer qu'il reste quelquefois, après la guérison, des cicatrices sur la conjonctive, qui sont la conséquence d'un dépôt en masse de granulations (la même chose a lieu après la conjonctivite diphthéritique) ; ces cicatrices peuvent alors nous prouver que nous n'avons pas eu affaire à une simple conjonctivite purulente, car cellene laisse pas de cicatrices, mais bien à l'état purulent d'une conjonctivite granulaire aiguë ou d'une diphthérie.

PRONOSTIC.

Dans la plupart des cas d'une conjonctivite purulente, l'œil abandonné à lui-même est exposé à de grands dangers; mais le pronostic est beaucoup moins grave lorsque le malade est soumis à un traitement convenable, surtout quand il n'y a pas de complication avec la diphthérie. Les dangers de la conjonctivite purulente sont de deux sortes. Les uns sont plus spéciaux au commencement de la maladie, ils consistent dans la possibilité d'une complication avec la diphthérie ou même d'une transformation en véritable conjonctivite diphthéritique. Aussitôt que les paupières deviennent un peu roides, que la conjonctive est moins turgescente et devient pâle en même temps que les papilles ne sont que peu développées, et que la sécrétion purulente n'atteint pas un degré assez prononcé, il faut être sur ses gardes. Ce danger ne disparaîtra que lorsque la conjonctive aura repris l'état de vascularisation inflammatoire avec sécrétion abondante du pus que nous avons si souvent indiquée (1).

L'autre sorte de danger qui peut menacer l'œil regarde la cornée. Le pronostic devient naturellement plus inquiétant aussitôt qu'il survient une affection de cette membrane, surtout si elle a lieu au début

---

(1) Quoique M. Desmarres ne reconnaisse pas la conjonctivite diphthéritique comme maladie distincte, cet habile observateur a cependant bien su comprendre le danger de cette complication. Dans son *Traité des maladies des yeux*, nous lisons les lignes suivantes : «La rougeur vive est une caractère de bon augure dans l'ophthalmie purulente, et pourtant le praticien s'en effraie, quand elle est portée à un haut degré. On doit craindre au contraire de la voir disparaître, et faire place à la décoloration de la muqueuse, à une couleur blafarde des tissus; car c'est à ce moment que la cornée court assurément le plus grand danger.»(T. II, 2ᵉ édit., 1855; p. 99.)

de la maladie ; nous n'avons alors à espérer un arrêt dans la course
de cette complication que lorsque nous aurons maîtrisé l'excès d'inflammation de la muqueuse. Un petit abcès, une légère infiltration
au bord de la cornée, ne sont pas très-dangereux. Mais ce qui est
beaucoup plus grave, c'est quand cette infiltration a lieu sur différents points qui, se réunissant, donnent lieu à un ulcère. Dans
ces cas, nous avons à craindre une perforation sur une grande
étendue, avec toutes les suites fâcheuses que nous avons indiquées. Si l'infiltration s'est faite sur différents points à la péri-
phérie de la cornée, qui, par leur réunion, ont donné lieu à un ulcère en arc plus ou moins étendu, les parties encore saines de ladite
membrane sont en danger par l'obstacle que l'ulcère cause à leur
nutrition. Nous voyons alors assez facilement ces parties centrales
être subitement infiltrées, prendre une couleur jaunâtre, et se nécroser aussitôt que la nutrition leur est enlevée dans une grande
étendue. Ce sont là naturellement les cas les plus tristes.

Une perforation de peu d'étendue et périphérique peut se faire
sans beaucoup de danger ; elle est déjà beaucoup plus à craindre,
si elle a lieu au centre de la cornée, où elle peut laisser après sa
guérison une cataracte capsulaire centrale. Des perforations qui
se font en même temps sur différents points sont très-redou-
tables ; mais, dans ces cas même, il ne faut pas désespérer, car avec
un traitement convenable on peut encore avoir un résultat assez
favorable pour la vision. La vascularisation des parties attaquées
de la cornée doit toujours être regardée comme un symptôme très-
favorable.

La deuxième espèce d'affection de la cornée, celle où il survient
une facette, ce qui se rencontre heureusement assez rarement dans
les cas de conjonctivite purulente, donne lieu à un pronostic encore plus défavorable, et cela surtout quand cette facette se montre
dès le début de la maladie. Il est très-rare alors de voir survenir une
vascularisation avec régénération du tissu. Elle amène presque toujours une perforation centrale, après laquelle la capsule du cristallin

s'accole au pourtour de la partie perforée, et même dans les cas heureux de guérison où la cornée conserve assez de transparence, il en résulte très-souvent une cataracte capsulaire centrale. Dans les cas moins favorables, il peut se faire qu'après une perforation brusque, la capsule du cristallin éclate et qu'il se forme alors une cataracte, cataracte qui, par son gonflement et l'augmentation de la pression intra-oculaire, cause par elle-même une autre série de dangers pour l'œil. Des hémorrhagies abondantes au fond de cet organe ou une inflammation des membranes internes, comme nous l'avons déjà dit, peuvent être la conséquence de la perforation. Tels sont les dangers que peut causer une facette de la cornée, et c'est pourquoi il faut donner un si fâcheux pronostic de cette aggravation.

THÉRAPEUTIQUE.

Nous devons surtout à M. de Graefe d'avoir établi une théorie exacte du traitement de la conjontivite purulente; c'est lui qui est arrivé à fixer sur des bases sûres la méthode thérapeutique de cette maladie. Par un emploi intelligent et convenable du caustique et surtout du nitrate d'argent, nous pouvons, presque à coup sûr, maîtriser cette affection tant redoutée; mais il faut agir à temps. Si des voix s'élèvent encore çà et là contre ce traitement si simple et si puissant, la cause en est que l'on n'a pas su appliquer le caustique au moment convenable ou avec les ménagements nécessaires. Cherchons maintenant à voir comment le caustique agit et comment il faut s'expliquer le résultat de cette action. Autrefois on employait les caustiques, et surtout des solutions concentrées d'azotate d'argent, en partant de l'idée qu'il fallait transformer l'affection originelle ou inoculée en une affection traumatique. On pensait que cette ophthalmie traumatique pouvait plus facilement guérir spontanément ou par l'application d'un traitement convenable, particulièrement des réfrigérants. On instillait une forte solution de nitrate d'argent (20 à 30 centigr. sur 10 grammes d'eau distillée), après quoi la conjonctive se couvrait d'une légère eschare blanchâtre, qui occupait aussi bien la surface de la conjonctive palpébrale que celle du bulbe. Si la sécrétion purulente était abondante, elle décomposait facilement le collyre et empêchait l'action du nitrate d'argent sur la conjonctive. Une fois que l'on avait obtenu cette eschare, elle était facilement éliminée de la conjonctive palpébrale très-turgescente, tandis qu'elle se maintenait plus longtemps sur la conjonctive du bulbe, moins riche en vaisseaux. Ce dernier fait tient à l'exsudation séreuse, moins prononcée sur la conjonctive bulbaire que sur celle des paupières, qui a lieu après la cautérisation. La douleur provoquée par cette dernière manipulation est beaucoup prolongée par cette persistance de l'eschare sur la conjonctive bulbaire ; elle aurait duré beaucoup moins longtemps, si l'on n'avait cautérisé que la conjonctive palpébrale. La régénération de la couche épithéliale après l'élimination de l'eschare a déjà lieu sur la conjonctive palpébrale, pendant que celle du bulbe n'a pas encore pu se débarasser de son eschare. Outre l'inconvénient qu'avait l'irrégularité de l'action sur les différentes parties de la conjonctive, du caustique appliqué de cette manière, l'on courait de plus le risque d'enlever l'épithélium de la cornée et de favoriser ainsi les complications du côté de cette membrane. Aussitôt que l'on avait cette complication, on s'abstenait rigoureusement de toute cautérisation, qui semblait alors très-dangereuse.

La manière dont nous nous servons aujourd'hui du caustique diffère considérablement de l'ancienne méthode. D'abord nous nous contentons de cautériser seulement la conjonctive palpébrale et celle du cul-de-sac. La conjonctive bulbaire n'étant affectée que d'une manière secondaire dans la conjonctivite purulente, nous voyons disparaître de plus en plus son gonflement et son injection, aussitôt que les phénomènes diminuent du côté de la conjonctive des paupières. C'est là la raison pour laquelle nous nous bornons, dans la grande majorité des cas, à cautériser ces dernières parties, et nous sommes sûr qu'aussitôt que nous aurons maîtrisé la conjonctivite palpébrale, l'affection qui s'est propagée sur le bulbe disparaîtra d'elle-même. Nous employons un caustique solide, composé d'un tiers d'azotate d'argent fondu avec deux tiers de nitrate de potasse (selon la prescription de M. Desmarres). Par ce procédé, nous avons l'avantage de localiser parfaitement la cautérisation, ce qui est très-difficile à obtenir au moyen d'un caustique liquide; nous avons aussi la faculté de cautériser avec le nitrate d'argent mitigé par sa mixtion avec la potasse, plus ou moins fortement suivant la turgescence et le gonflement des différentes parties de la conjonctive.

Indiquons maintenant le procédé pour appliquer le caustique. Nous renversons les paupières, soit en même temps, soit séparément, et nous touchons avec le crayon indiqué la conjonctive palpébrale, et autant qu'il nous est possible, en écartant les paupières renversées, la conjonctive du cul-de-sac. Avec un pinceau trempé dans une solution de chlorure de sodium, nous neutralisons le superflu du caustique et nous lavons alors bien, avec le pinceau trempé dans de l'eau pure et pas trop froide, la membrane que nous venons de cautériser. De cette manière, nous localisons parfaitement l'action du caustique; la conjonctive est recouverte, après cette application, d'une eschare blanchâtre, proportionnée au temps pendant lequel nous avons fait agir le caustique. Après une cautérisation peu forte, nous voyons bientôt, en même temps qu'il se fait une exsudation abondante mêlée de mucus, cette eschare être éliminée en lambeaux. L'élimination se fait déjà sur le tarse, si la conjonctive est très-turgescente, au bout de 10 à 15 minutes; sur la conjonctive du cul-de-sac, l'eschare reste attachée, en se roulant, un peu plus longtemps, mais, après une demi-heure ou une heure, l'élimination est entièrement accomplie. Pendant ce temps, la température de l'œil est considérablement augmentée; il se fait une abondante sécrétion de larmes et de mucosités, la douleur est assez forte et les paupières ne peuvent être ouvertes qu'avec une grande difficulté.

Après cette première période d'élimination de l'eschare, il en suit une seconde, celle de la régénération de l'épithélium; la turges-

cence de la muqueuse diminue, la sécrétion séro-muqueuse s'affai-
blit en même temps que la sécrétion morbide. Cette diminution
dans la sécrétion et dans les symptômes inflammatoires dure jusqu'à
ce que la couche épithéliale soit tout à fait régénérée, et se pro-
longe même quelquefois un peu après. Nous pourrions encore ap-
peler cette deuxième période *période de rémission*. Il s'ensuit une
troisième, celle de la recrudescence. Aussitôt que la couche épithéliale est formée, si une nouvelle cautérisation n'intervient pas, la
turgescence de la muqueuse reparaît comme elle était avant la cautérisation, la sécrétion se rétablit, et la maladie revient au même
point où elle se trouvait avant notre traitement. Il n'y a donc pas
moyen de couper la maladie par une seule cautérisation appliquée
d'une telle manière ; notre méthode de guérir doit donc se fonder
sur d'autres bases. Nous devons, après la cautérisation, empêcher
que la maladie ne reprenne, dans sa troisième période de traitement, son intensité première ; il faut couper cette troisième période
par une nouvelle cautérisation. De cette manière, nous voyons la
deuxième période de rémission, après des cautérisations répétées,
gagner de plus en plus en longueur ; la diminution dans le gonflement et la turgescence de la muqueuse devient de plus en plus prononcée, de sorte que la tendance à la recrudescence diminue d'autant et finit par cesser entièrement.

Demandons-nous maintenant comment la cautérisation parvient
à produire cet effet : la conjonctive, dans l'état purulent, montre
une muqueuse très-congestionnée et très-gorgée de sang ; les vaisseaux en sont dilatés et offrent un ralentissement de la circulation,
ralentissement qui ne va pas cependant jusqu'à la stase ; en même
temps, la muqueuse est imbibée de sérosité. Il est vrai que par la
cautérisation nous provoquerons momentanément une augmentation dans la congestion ; mais la transsudation séreuse nécessitée
par l'élimination de l'eschare et l'excitation directe que la cautérisation a produite sur les vaisseaux causeront une tendance à la con-

traction des parois de ces derniers, et immédiatement une accélération dans la circulation.

Aussitôt après la cautérisation, la congestion de la muqueuse
augmente considérablement, une transsudation séreuse abondante
a lieu, suivie d'un collapsus de la conjonctive, période de rémission pendant laquelle la régénération de l'épithélium a lieu. La
contraction des vaisseaux est aidée d'une manière remarquable par
l'emploi des réfrigérants, qui doivent être appliqués immédiatement après la cautérisation ; le froid, à lui seul, a une action très-
énergique pour provoquer la contraction des vaisseaux congestionnés.

D'autres moyens d'excitation que les caustiques provoquent aussi
momentanément une augmentation dans la congestion des vaisseaux, mais ils nous privent de la transsudation séreuse nécessaire
pour l'élimination de l'eschare, transsudation qui est si importante
pour l'accélération de la circulation. Nous arrivons bien, par exemple, avec des acides dilués ou des dissolutions d'alcalis faibles, à
augmenter la congestion, mais nous ne parviendrons pas par là à
obtenir une réaction avec diminution dans le gonflement de la muqueuse. La production d'une eschare et la transsudation séreuse
qu'elle amène sont donc indispensables. Il est nécessaire de faire
varier l'emploi de la cautérisation d'une manière proportionnelle
au gonflement et à la turgescence de la conjonctive. Nous pouvons
modifier ainsi, selon l'épaisseur de l'eschare, la transsudation qui
doit l'éliminer et qui est si favorable à la contraction des vaisseaux,
et par suite au dégonflement de la muqueuse. Les réfrigérants doivent aussi être appliqués de la même manière, avec plus ou moins
d'intensité et pendant plus ou moins longtemps. Quand, par ces
moyens, nous sommes arrivé à obtenir une accélération de la circulation, le sang, par la plus grande rapidité de sa marche, peut
devenir un stimulus plus ou moins énergique pour la contraction
des vaisseaux. Quant à ce qui regarde la manière d'appliquer le
caustique, nous pouvons commettre deux fautes qui peuvent com-

promettre sérieusement le succès de ce traitement : la première faute serait de faire succéder trop rapidement les cautérisations ; la cautérisation ne doit être faite qu'au commencement de la troisième période, et elle est appliquée beaucoup trop tôt, si elle a lieu peu de temps après l'élimination de l'eschare, avant que la régénération de l'épithélium soit terminée. Dans ce dernier cas, nous cautériserions une surface dénudée, et nous attaquerions immédiatement le tissu de la conjonctive. Il n'y a pas de doute que nous pourrions guérir la maladie en agissant comme cela, et même assez promptement, mais ce serait toujours en sacrifiant une partie de la conjonctive ; il resterait toujours des cicatrices plus ou moins importantes, qui laisseraient un état d'irritabilité des yeux très-gênant pour le malade. C'est aussi la raison pour laquelle nous ne nous servons pas du nitrate d'argent pur ; ce caustique agit facilement, d'une manière trop vive, cause une eschare trop épaisse, qui est difficilement éliminée, et on risque, même avec tous les ménagements possibles, de détruire les couches superficielles de la conjonctive. Nous ne pourrons nous servir du nitrate d'argent que dans des cas exceptionnels, et encore seulement pour une ou deux cautérisations ; c'est quand le gonflement et l'engorgement sanguin de la muqueuse purulente sont excessifs. Il faut le rejeter positivement comme remède unique pendant tout un traitement, et il faut le remplacer par le nitrate d'argent mitigé.

Une autre faute dans le traitement serait d'espacer trop les cautérisations, d'attendre que la troisième période soit arrivée à son plein développement. Si nous attendions que la maladie, après une première cautérisation, ait repris son intensité première, il est évident que la deuxième cautérisation produira le même effet que la première, et que nous n'avancerons pas vers la guérison ; au contraire, il faut cautériser au commencement de la troisième période ou même avant qu'elle ait commencé, aussitôt que la couche d'épithélium s'est rétablie, mais avant que le dégonflement de la conjonctive ait disparu, et qu'avec l'augmentation dans la sécrétion les phénomènes inflammatoires aient reparu comme avant la première cautérisation. Ce n'est que par des cautérisations appliquées précisément avant cette période de recrudescence que l'on arrive à un résultat favorable, sans attaquer le moins du monde le tissu conjonctival.

Les cautérisations, qui sont d'une efficacité si puissante et si assurée contre la conjonctivite purulente, ne doivent être appliquées qu'après un diagnostic parfaitement certain. Au commencement de la maladie, s'il existe le moindre doute qu'une transformation en conjonctivite diphthéritique puisse avoir lieu, l'on fait beaucoup mieux d'attendre ; ce n'est que lorsque la muqueuse a perdu toute dureté, qu'elle est devenue turgescente et très-gorgée de sang, ce n'est qu'alors que l'on peut sans crainte appliquer le caustique. Chez les nouveau-nés, cette précaution est moins nécessaire, parce qu'ils ne sont jamais attaqués d'une véritable conjonctivite diphthéritique. Il ne peut y avoir chez eux que des complications diphthéritiques passagères, qui disparaissent facilement, même après une cautérisation.

Il faut agir avec la même réserve pour la cautérisation au début de la maladie, si l'on n'est pas sûr de son diagnostic et si l'on peut avoir affaire à une conjonctivite granulaire aiguë. Alors même que par prudence l'on retarde les cautérisations, il faut employer avec énergie les réfrigérants, remède excellent qui ne peut faire de mal en aucun cas.

Un point important sur lequel il faut fixer son attention, c'est de bien cautériser toute la surface de la conjonctive palpébrale et de celle du cul-de-sac ; très-souvent les cautérisations n'échouent que parce que ce point a été négligé, et surtout qu'on n'a pas cautérisé le cul-de-sac supérieur, qui est plus difficile à atteindre. Pour éviter cet inconvénient, l'on renverse chaque paupière l'une après l'autre, et l'on fait regarder le malade dans une direction opposée à celle de la paupière qu'on a renversée ; de cette manière, la mu-

queuse du cul-de-sac fait une proéminence en avant et est plus facilement atteinte par le caustique. La cautérisation successive des deux
paupières est aussi très-recommandable, dans la conjonctivite purulente des nouveau-nés, pour arriver à cautériser exactement le
cul-de-sac conjonctival.

Si l'on veut faire une deuxième cautérisation, l'eschare de la
première doit être entièrement éliminée ; il en reste facilement des
lambeaux, si l'on a cautérisé d'une manière inégale et si l'on attaque quelques points avec plus d'énergie, ou bien si la conjonctive, sur quelques points, est moins vascularisée que dans d'autres,
et si l'on n'a pas tenu compte de ce fait en ne les cautérisant que
très-superficiellement ou même pas du tout.

Quant au moment où la nouvelle cautérisation doit avoir lieu, le
dégonflement de la conjonctive ne peut pas nous donner une indication suffisante : d'un côté, il est assez difficile de constater ce dégonflement, et ce n'est que par une observation très-attentive qu'on
peut l'apercevoir ; d'un autre côté, la plupart des cas ne sont pas
assez à notre portée pour nous permettre ces observations. Il vaut
mieux se rattacher à l'augmentation dans la sécrétion et dans la
congestion de l'œil, qui a lieu après la deuxième période de rémission. Le malade, qui, immédiatement après la cautérisation, s'est
plaint de vives douleurs, accompagnées de chaleur et de cuisson,
dont les yeux ont fortement larmoyé, qui ne pouvait que difficilement ouvrir les paupières, indique qu'il y a eu, après un temps plus
ou moins long, une rémission dans ces symptômes. Peu de temps
après la cautérisation, l'œil offre encore une abondante sécrétion
muco-purulente, qui contient des lambeaux blanchâtres de l'eschare ;
cette sécrétion continue jusqu'à ce que l'eschare soit entièrement
éliminée, et fait alors place à une sécrétion purulente beaucoup
moins abondante qu'avant la cautérisation. Pendant ce temps de rémission, le gonflement diminue, les paupières sont un peu moins
enflées, le malade peut ouvrir les yeux avec plus de facilité, les dou-

leurs ont presque entièrement disparu , et il ne lui reste qu'une sensation de faiblesse dans les paupières.

Après cette période de rémission plus ou moins longue, le malade
indique que la sécrétion a de nouveau augmenté, que le gonflement
des paupières est revenu comme auparavant, et qu'il n'éprouve plus
le mieux momentané dont il vient de jouir. Il nous faut renouveler
la cautérisation avant que cette phase de recrudescence ait pris son
développement au moment où la sécrétion commence à augmenter
de nouveau. C'est cette augmentation dans la sécrétion que les malades peuvent le mieux nous signaler, et qui nous donne la meilleure
indication sur le moment où il nous faut de nouveau cautériser.

Dans la plupart des cas, il suffira de cautériser une fois toutes les
vingt-quatre heures ; mais il ne faut pas oublier qu'il existe des cas
où la chute de l'eschare, la régénération de l'épithélium et la phase
de recrudescence, se lient tellement rapidement que, pour arriver à
une guérison, l'on est obligé de cautériser deux fois dans les vingt-
quatre heures. Il faut bien observer la congestion et la vascularisation dans les différents cas pour pouvoir en quelque sorte juger
d'avance de quelle manière et avec quels intervalles les cautérisations doivent être appliquées. Nous observons aussi des cas où, à
cause d'une moindre vascularisation de la muqueuse, l'élimination
de l'eschare se fait moins vite, et où il ne faut appliquer le caustique
qu'après trente-six à quarante-huit heures.

On peut poser en règle que dans la plupart des cas de conjonctivite purulente aiguë, les cautérisations doivent avoir lieu au commencement de la maladie, toutes les vingt-quatre heures ; lorsque, dans
le courant de l'affection, les symptômes d'inflammation ont diminué,
les cautérisations peuvent être plus espacées.

Une question importante que nous avons à résoudre, c'est : faut-il
cautériser quand il y a complication du côté de la cornée? Il n'y a
aucun doute qu'aussi longtemps que la conjonctivité purulente
restera dans sa période de plein développement, il n'y a pas à
espérer que l'affection de la cornée puisse rétrograder. C'est pour

cette raison qu'il nous faut d'abord maîtriser la conjonctivite purulente, pour parvenir à une guérison de l'affection qui occupe la
cornée. Comme nous ne possédons aucun moyen plus sûr et plus
efficace contre la conjonctivite purulente que la cautérisation, c'est
ce moyen qu'il nous faut employer dans ce cas, malgré l'affection
de la cornée, et précisément pour la guérir; mais la cautérisation
doit être faite avec précaution, et il faut bien neutraliser l'excès du
caustique. Il est bien vrai que le frottement de l'eschare sur la cornée affectée est un inconvénient, mais on peut le négliger, vu l'émi-
nent avantage que la cautérisation nous procure pour cette affection
même. C'est dans ces cas surtout qu'il faut bien proportionner
l'énergie de la cautérisation avec la turgescence de la conjonctive,
pour ne pas risquer d'avoir une trop grande persistance de l'eschare,
ce qui aurait assez d'inconvénient pour la cornée; en même temps,
il faut chercher, par l'emploi des scarifications et par l'application
des réfrigérants, à accélérer l'élimination de l'eschare. Quant au
traitement des affections de la cornée, nous y reviendrons dans peu.

Un deuxième moyen d'une très-grande importance pour le traitement de la conjonctivite purulente, c'est le froid. Au début de la
maladie, il faut faire un emploi continu de compresses trempées
dans de l'eau glacée, et chercher, par un renouvellement suffisant, à
obtenir que ces compresses ne s'échauffent pas sur l'œil, ce qui produirait un effet opposé.

Une fois que les symptômes de congestion et de gonflement de la
conjonctive ont diminué, il ne faut appliquer ces compresses que
toutes les heures ou toutes les deux heures, pendant vingt à trente
minutes; plus tard on peut se borner à ne les appliquer qu'immédiatement après la cautérisation, et les discontinuer aussitôt que les
douleurs ont cessé. Ces compresses fréquemment répétées ont
encore l'avantage de nettoyer l'œil; lors même que nous ne croyons
pas à un effet corrosif de la sécrétion purulente, nous pensons néanmoins qu'il faut, autant que possible, éviter que la cornée soit
baignée continuellement dans ce liquide chaud. C'est aussi la raison

pour laquelle, lorsqu'il y a trop abondance de sécrétion, nous cherchons à nettoyer de temps en temps le cul-de-sac conjonctival ; le meilleur procédé consiste à faire couler, au moyen d'une éponge trempée dans de l'eau tiède ou dans une infusion légèrement aromatisée, un filet d'eau entre les paupières écartées. Nous rejetons toutes les seringues, parce que les injections faites par ce moyen peuvent irriter inutilement l'œil, et qu'elles font courir un grand danger de contagion à la personne qui les emploie et à son entourage. Si la sécrétion n'est pas trop abondante, nous pouvons nous abstenir de ces moyens de nettoyage, qui irritent toujours plus ou moins l'œil, car les cautérisations répétées et les compresses froides employées avec persévérance nettoyent suffisamment la conjonctive. Les compresses trempées dans de l'eau glacée sont un moyen tellement efficace qu'on parvient quelquefois à guérir la maladie uniquement par ce moyen, surtout quand on s'adresse à une conjonctivite purulente du nouveau-né.

Un troisième moyen de traitement, ce sont les scarifications par lesquelles nous tirons directement le sang de la conjonctive ; nous pouvons enlever, par ce moyen, du sang en assez grande abondance pour causer une diminution de la turgescence et un collapsus de la conjonctive. Les scarifications doivent être faites immédiatement après la cautérisation, car c'est alors que la congestion de la conjonctive est la plus forte et que nous pouvons en obtenir le plus de sang ; elles ont de plus l'avantage de raccourcir la période d'élimination de l'eschare, et par suite les douleurs qui accompagnent cette période. Il n'est pas nécessaire de les faire profondément, parce qu'on risquerait alors, à une deuxième cautérisation, de faire pénétrer trop fortement le caustique et d'amener des cicatrices ; il n'y a qu'à toucher légèrement la conjonctive avec le scarificateur en plusieurs endroits, pour inciser l'épithélium, les papilles et les vaisseaux superficiels.

Pour entretenir l'hémorrhagie, il faut souvent étancher le sang avec une éponge trempée dans de l'eau tiède ; en même temps, il faut accélérer la circulation dans les vaisseaux et l'écoulement du sang en faisant mouvoir avec les doigts les paupières renversées l'une contre l'autre. Ces scarifications sont surtout très-efficaces là où il existe une conjonctive très-congestionnée et cyanosée, comme nous la rencontrons fréquemment dans la conjonctivite purulente des nouveau-nés. Dans ces cas, la circulation est très-lente, et au commencement de la scarification, il ne s'écoule que peu de sang; ce n'est qu'en faisant les mouvements des paupières que nous venons d'indiquer et en épongeant fréquemment le sang que nous excitons le cours de ce liquide et que nous amenons une hémorrhagie suffisante. De cette manière, nous obtenons du sang en assez grande quantité, et après le traitement nous voyons la circulation s'améliorer notablement.

Nous ne croyons pas utile d'employer les scarifications avant la cautérisation, car elles faciliteraient la pénétration du caustique dans l'épaisseur du tissu conjonctival, et par suite la formation des cicatrices. Il faut suspendre les scarifications, qui sont devenues inutiles aussitôt que la turgescence et le gonflement de la muqueuse ont diminué et que les symptômes d'inflammation ont perdu de leur intensité.

Outre ces scarifications, l'on a proposé d'exciser plus ou moins largement le chémosis quand il est bien prononcé. C'est là un mauvais procédé; car, quoique la conjonctive, grâce à la facilité avec laquelle elle se déplace, puisse aisément suffire à remplacer la perte de substance, cependant ce serait enlever inutilement une partie de la conjonctive qui n'est rien moins qu'inutile, et on risquerait de provoquer des cicatrices fâcheuses. Ce procédé présente encore un autre inconvénient, c'est de donner lieu, là où la conjonctive a été excisée, à une production de bourgeons charnus qui entravent singulièrement une guérison rapide. Nous parvenons à faire disparaître le chémosis, et cela sans aucun inconvénient pour l'œil, en scarifiant fréquemment la conjonctive soulevée. Comme nous n'avons là qu'une infiltration séreuse, il nous est facile de faire

sortir le liquide par les scarifications et d'empêcher une nouvelle
collection en répétant ces dernières. Pour les pratiquer, nous employons les ciseaux de Cooper et nous faisons plusieurs incisions
rayonnant vers la cornée. Tous les chémosis n'ont pas besoin d'un
tel traitement, assez souvent nous voyons cesser le gonflement de la
conjonctive bulbaire aussitôt qu'après une cautérisation suffisante
la période de rémission a commencé. Nous regardons comme nuisibles toutes les excisions faites dans la conjonctive.

Il faut attacher la plus grande attention au traitement de la conjonctivite purulente lorsqu'il se présente une complication du côté
de la cornée. L'on doit avoir soin d'examiner l'œil avec de grandes
précautions, de ne pas faire subir aux paupières des tiraillements
inutiles, et de ne pas exercer une pression sur le globe de l'œil,
comme cela a si facilement lieu par l'emploi des élévateurs. Néanmoins il est absolument nécessaire de se rendre bien compte de
l'état de la cornée en examinant l'œil; s'il se présente un abcès, un
ulcère ou une facette de la cornée, il faut instiller immédiatement
une goutte d'une solution de sulfate neutre d'atropine :

Sulfate neutre d'atropine.....   5 centigrammes.
Eau distillée ....   10 grammes.

et répéter cette instillation six à huit fois par jour. Notre intention
est, en agissant ainsi, de diminuer la pression intra-oculaire, et en
même temps de relâcher la cornée ; ce relâchement est surtout dû
à la paralysie momentanée du muscle ciliaire et sphincter de l'iris.
Nous avons ainsi plus de chances d'obtenir la guérison en facilitant
la régénération. Le cas où il est surtout important de diminuer la
pression intra-oculaire est celui où nous avons des ulcères de la
cornée ; alors la partie amincie de l'ulcère est soumise à la même
pression que les parties normales, il ne peut naturellement pas
offrir la même résistance. La pression intra-oculaire, beaucoup trop
forte pour l'amincissement de ces parties, entrave leur nutrition et
facilite leur destruction. Aussitôt que l'ulcère a atteint une certaine

profondeur, son plancher est soumis à une telle pression qu'il est impossible que la régénération ait lieu, sans que cette pression cesse pendant quelque temps ; et cela n'arrive qu'après une perforation. L'humeur aqueuse s'écoule alors et la pression intra-oculaire est réduite à peu de chose. Mais, au moment où la fistule qui s'était formée se ferme, l'humeur aqueuse se reproduit, et la pression recommence à agir contre le plancher de l'ulcère, qui peut ou résister, parce qu'il a gagné assez en épaisseur, ou nécessiter une deuxième perforation.

Quand nous sommes en droit de supposer que l'ulcère, ayant acquis une profondeur considérable, ne peut se guérir que par une perforation, il vaut beaucoup mieux la faire directement que d'attendre qu'elle ait lieu spontanément. Nous faisons alors la paracentèse avec une aiguille (à paracentèse), dans le fond de l'ulcère même, et nous cherchons à faire sortir l'humeur aqueuse aussi lentement que possible. Nous obtenons ainsi une ouverture très-petite ; l'humeur aqueuse s'écoule progressivement, ce qui a très-rarement lieu dans la perforation spontanée, qui est le plus souvent brusque. Une perforation spontanée a encore l'inconvénient d'amener une perte de substance trop considérable, car elle n'a lieu que lorsque le fond de l'ulcère s'est excessivement aminci, et alors les parties qui entourent la fistule se nécrosent le plus souvent et sont perdues pour la régénération ; il en résulte une opacité qui aurait été beaucoup réduite par la paracentèse. Aussitôt que l'humeur aqueuse s'est écoulée par le trou de cette dernière, la régénération commence le plus souvent sur les bords de l'ulcère.

Après la fermeture de la fistule qui s'est établie, il faut répéter la paracentèse, si l'on voit le plancher de l'ulcère de nouveau poussé en avant par une pression trop forte. Il est nécessaire de répéter plus souvent encore ce procédé opératoire, si nous l'avons appliqué dans un cas où l'ulcère, sans présenter une profondeur menaçante, s'étendait trop rapidement, et que nous ayons opéré dans le but d'arrêter ce progrès dangereux. Dans ce cas, à cause de la plus grande épaisseur des parois du plancher de l'ulcère, la fistule se ferme beaucoup plus facilement et nécessite de plus fréquentes paracentèses. L'on réussit ainsi à guérir les ulcères de la cornée souvent sans donner d'opacités importantes ; tandis que si nous laissons à la nature même le soin de faire ces perforations, et surtout si elles sont répétées, il reste toujours des cicatrices opaques plus ou moins considérables.

Le lendemain du jour où nous avons fait une paracentèse, il nous est possible, en pressant légèrement avec un stylet les parties voisines de la fistule, qui s'est fermée contre notre gré, de l'ouvrir de nouveau et de donner issue à l'humeur aqueuse. Il est vrai que l'iris s'applique, après la paracentèse, contre le trou fistuleux et qu'il en résulte, par accolement, une synéchie antérieure ; mais cette synéchie n'est d'aucune importance, elle disparaît d'elle-même après la production et l'accumulation d'une nouvelle quantité d'humeur aqueuse, et, si cela n'a pas lieu, nous la faisons disparaître par l'application des mydriatiques. Il n'y a donc pas à hésiter à pratiquer la paracentèse lorsqu'il se présente un ulcère d'une certaine profondeur et d'une certaine étendue, même si la perforation naturelle ne devait pas avoir lieu ; par là nous plaçons l'ulcère dans des conditions beaucoup plus favorables, et nous évitons souvent des opacités considérables. Des expériences comparées ont prouvé la vérité de ce que nous venons d'avancer.

Si nous avons à traiter un œil où une perforation a déjà eu lieu et où il y a prolapsus de l'iris, il est nécessaire de l'enlever, aussitôt que sa réduction par l'instillation de l'atropine n'est pas possible ; il faut le piquer avec une aiguille et couper la partie proéminente avec des ciseaux. Dans les cas assez fréquents où l'on apporte des enfants au médecin, quand une grande perforation centrale de la cornée a déjà eu lieu, perforation par laquelle le cristallin est poussé et fait hernie, il ne faut pas hésiter à faire sortir le cristallin, et même une petite partie de l'humeur vitrée, pour réduire complétement la pression intra-oculaire. Si, dans ces cas, l'inflammation ne se propage pas sur les parties internes de l'œil, nous pouvons encore obtenir une guérison de l'affection cornéenne, qui laisse assez de transparence à la cornée pour justifier la formation d'une pupille artificielle. Il est très-intéressant de voir ces petits yeux, vidés en partie, se remplir peu à peu, et donner encore, après qu'on a pratiqué la pupille artificielle, une vision assez satisfaisante.

Il ne nous reste que peu à ajouter à la description du traitement de la conjonctivite purulente. Nous avons indiqué qu'il faut s'efforcer de bien nettoyer l'œil, soit par des cautérisations et l'application des compresses glacées, soit par des instillations répétées d'eau tiède ou d'une infusion légère aromatique. Quant aux déplétions sanguines par des saignées ou par des sangsues, nous ne leur donnons pas une très-grande importance dans le traitement; nous leur préférons les scarifications, qui enlèvent directement le sang à la conjonctive. On peut bien appliquer un certain nombre de sangsues à la tempe, mais on n'exercera pas ainsi une grande influence sur le cours de la maladie; si l'on veut appliquer les sangsues, on fait bien de ne pas les placer trop près de l'œil, pour ne pas augmenter inutilement le gonflement des paupières. Pour obtenir un dégonflement des paupières et pour diminuer la compression qu'elles exercent sur le globe, l'on peut cautériser la peau avec du nitrate d'argent pur, après qu'on l'a humecté avec de l'eau. On peut employer ainsi, dans le même but, la teinture d'iode ou le sous-acétate de plomb; mais c'est là un procédé auquel il ne faut pas ajouter une trop grande importance.

Il est bon, au début de la conjonctivite purulente, d'agir d'une manière dérivative sur le canal intestinal, et le meilleur moyen est d'employer les purgatifs salins. Nous ne prescrivons le calomel comme purgatif que lorsque les paupières présentent une certaine roideur et que nous craignons une attaque de diphthérie. Il faut aussi en user dans les cas mixtes où il y a mélange de conjonctivite

purulente et de conjontivite diphthéritique, pour faciliter la transformation en état purulent.

Quant aux caustiques que nous employons dans le traitement de
la conjonctivite purulente, le meilleur, sans contredit, est le nitrate
d'argent mitigé. Le nitrate d'argent pur ne doit être employé que
rarement et d'une manière transitoire; on pourrait même presque
toujours le remplacer par un nitrate d'argent mitigé, composé de
parties égales de nitrate d'argent et de nitrate de potasse. Le nitrate
d'argent mitigé a le grand avantage de pouvoir être parfaitement
dosé dans son application, et de donner une eschare solide et régulière. Dans la conjonctivite purulente chronique, là où les cautérisations doivent être répétées moins souvent, selon l'état inflammatoire de la muqueuse, nous croyons devoir encore donner au nitrate
d'argent mitigé la préférence sur tout autre caustique; mais on peut
aussi, dans ces cas, alterner avec le sulfate de cuivre, ou se servir
d'une solution forte de sous-acétate de plomb :

Sous-acétate de plomb .... 2 grammes.
Eau distillée.. 10   —

Après une application consciencieuse et exacte du nitrate d'argent
mitigé, il ne nous sera le plus souvent pas nécessaire d'avoir recours à un autre caustique.

Résumons encore, en peu de mots, le traitement de la conjonctivite purulente.

Dans les premiers jours, au début de la maladie, il faut être très-
prudent dans l'application des caustiques; tant qu'il y a quelque
roideur dans les paupières, et que le boursouflement de la muqueuse
et le développement des papilles ne sont pas encore prononcés, l'on
peut redouter d'avoir affaire à une conjonctivite diphthéritique
commençante, et il est sage d'attendre quelques jours avant de commencer les cautérisations. Dans cet intervalle, il faut agir énergiquement en appliquant les compresses glacées, donner du calomel à
dose purgative, et placer des sangsues à la tempe; en même temps

il est bon de faire des frictions au front avec de l'onguent mercuriel simple ; mais, aussitôt que la conjonctivite purulente s'est clairement manifestée, il faut agir avec le caustique, scarifier, si la turgescence de la conjonctive est bien prononcée, et appliquer les réfrigérants avec persévérance, surtout immédiatement après les cautérisations. S'il survient un chémosis trop fort, il faut l'inciser avec les ciseaux. La chose à laquelle il faut apporter le plus d'attention dans le courant du traitement, c'est de bien préciser à quels intervalles et avec quelle énergie il faut appliquer le caustique.

Si la cornée est attaquée, il faut néanmoins continuer les cautérisations ; on doit instiller les mydriatiques et surtout le sulfate d'atropine, et faire la paracentèse de la cornée, si nécessité il y a.

Il nous reste maintenant à dire quelques mots sur la conjonctivite purulente des nouveau-nés et sur la conjonctivite gonnorrhéique.

A. *Conjonctivite purulente des nouveau-nés (ophthalmie des nouveau-nés).*

Le plus grand nombre des cas de cette maladie est provoqué par l'inoculation ; nous en avons en quelque sorte une preuve dans la manière régulière avec laquelle cette maladie apparaît le troisième ou le quatrième jour après la naissance. Quand la tête de l'enfant passe par le vagin, il peut rester quelques traces du pus blennorrhagique entre les paupières, et cela suffit pour l'infection. Mais nous ne voulons pas dire par là que toute femme attaquée de blennorrhée du vagin doive, par cela même, donner à son enfant une conjonctivite purulente, ce qui augmenterait singulièrement le nombre de ces affections ; d'un autre côté, nous voyons attaqués de conjonctivite purulente des enfants dont les mères n'ont montré aucun signe de blennorrhée du vagin. Dans ces derniers cas, nous avons une conjonctivite purulente spontanée, qui peut attaquer aussi bien un nouveau-né qu'un adulte. Il ne faut pas oublier aussi combien sont nombreuses les causes d'irritation auxquelles les yeux d'un nouveau-né sont exposés ; tou-

tefois c'est un fait curieux de voir combien le nombre de ces ophthalmies des nouveau-nés augmente à certaines époques, de sorte
que l'on est bien tenté de leur attribuer un caractère épidémique.
Au début de la maladie, les cils sont légèrement accolés, les paupières un peu gonflées, leurs bords rougis, et il apparaît une sécrétion qui sera muqueuse. Ces symptômes s'arrêtent quelquefois là,
et nous n'avons affaire qu'à une irritation catarrhale de la conjonctive qui passe sans laisser de suites; mais, aussitôt que ces signes se
montrent chez un nouveau-né, il faut être bien sur ses gardes et
ne pas oublier qu'ils peuvent être les précurseurs d'une conjonctivite purulente. Lorsque nous avons réellement affaire à une affection purulente, nous observons, vers le troisième ou quatrième
jour, tous les symptômes que nous venons d'indiquer, l'accolement
des cils, un léger gonflement et une rougeur du bord des paupières ;
de plus, si nous ouvrons ces dernières, nous trouvons la conjonctive rouge et légèrement gonflée. Le sac conjonctival est rempli d'un
liquide citrin, résultant du mélange de quelques traces du pigment
sanguin avec une sécrétion claire, dans laquelle nagent quelques
flocons de mucosité. Le gonflement et la rougeur de la conjonctive
augmentent de plus en plus, et si nous écartons alors les paupières,
il en échappe une ou plusieurs gouttes d'une sécrétion purulente;
alors il n'y a plus à douter du diagnostic. Au bout de peu de jours,
le gonflement, le boursouflement de la conjonctive, et la turgescence
des vaisseaux, se manifestent clairement, et une sécrétion purulente
a lieu en abondance. Nous attirons ici l'attention sur un point. Dans
les premiers jours de la maladie, l'on observe quelquefois une certaine roideur dans les paupières; la muqueuse est gonflée, mais
plutôt cyanosée, et elle ne présente pas le développement des papilles qu'on voit dans la conjonctivite purulente. On voit à l'état
cyanosé de la conjonctive se joindre une disposition à la stase du
sang dans les vaisseaux congestionnés. Jamais on ne voit survenir
ici une véritable conjonctivite diphthéritique; et quant à nous,
nous n'avons jamais eu l'occasion d'observer chez des nouveau-nés

cette conjonctive lisse, pâle, infiltrée, fortement gonflée, et dépourvue
de sang, qui est propre à cette affection. Ce que l'on a considéré
comme conjonctivite diphthéritique des nouveau-nés n'était autre
chose que la complication que nous venons d'indiquer, ou une
méprise causée par la présence dans la sécrétion d'éléments fibrineux qui, au contact de l'air, se coagulaient et formaient, au lieu
d'une couche de pus, une sorte de membrane sur la conjonctive.
Si, dans ces cas, nous écartons les paupières, nous voyons la muqueuse couverte d'une couche d'un gris jaunâtre, qui, à la première
vue, simule parfaitement une conjonctivite diphthéritique. Mais cette
sécrétion peut, au moyen d'une pince, être enlevée en totalité ou
en lambeaux, et la muqueuse apparaît alors rouge, boursouflée, et
avec des papilles bien développées. Nous avons eu l'occasion d'observer des cas où cette sécrétion coagulable était très-abondante, et
où la muqueuse rouge et turgescente se recouvrait bientôt d'une
nouvelle couche de sécrétion coagulée, après qu'on l'avait enlevée
une première fois. Nous n'avons pas ici affaire à une infiltration
fibrineuse dans le tissu de la conjonctive (ce qui caractérise la diphthérie); car, quoique souvent, en enlevant la couche coagulée, il s'en
suive une légère hémorrhagie, cela ne prouve pas que cette masse
fibrineuse ait pénétré dans le tissu de la muqueuse : souvent en effet
la muqueuse d'une conjonctivite purulente présente de ces hémorrhagies au moindre attouchement. Nous ne pouvons pas regarder
cette tendance à la coagulation de la sécrétion comme étant une
preuve de diphthérie; il n'y a ici ni stase dans la circulation ni ap-
pauvrissement du sang dans la muqueuse, et les scarifications donnent assez de sang aussitôt que l'on fait subir aux paupières les mouvements indiqués plus haut. Aussi nous voyons ces maladies guérir
par un traitement convenable et quelquefois même spontanément,
sans laisser de cicatrice.

La roideur dans les paupières, que nous observons quelquefois
dans les premiers jours de la maladie, de même que l'état cyanosé
et lisse de la conjonctive, qui n'est pas encore assez boursouflée, ne

suffisent pas pour nous faire croire à une véritable diphthérie ; néanmoins il faut bien tenir compte de cet état pendant le traitement.

La conjonctivite purulente des nouveau-nés ne nous offre rien de bien important qui puisse la séparer de celle des adultes. Le gonflement des papilles est quelquefois énorme, et elles ont été décrites souvent par les auteurs comme étant des granulations. Le boursouflement peut être tel qu'il aille jusqu'à produire un ectropion des paupières, qu'il nous faut combattre par une pression externe ; le moindre tiraillement des paupières peut alors reproduire cet ectropion.

Pour ce qui regarde la fréquence des complications d'affections de la cornée et leur mode d'apparition, nous ne pouvons non plus trouver de différence entre la conjonctivite purulente des nouveaunés et celle des adultes. Il est impossible de préciser le moment où ces complications arrivent le plus facilement. Plus fréquemment que chez les adultes, les nouveau-nés nous présentent la complication qui débute par de petites infiltrations vers le bord de la cornée ; les infiltrations se réunissent et forment un ulcère en arc. Lorsque cet arc a pris une certaine étendue, la partie centrale de la cornée tend à se nécroser ; il survient une grande perforation ; le cristallin s'échappe, et un staphylome en est la conséquence presque inévitable. Heureusement ces abcès multiples avec nécrose de la cornée sont très-rares, si l'on applique à temps un traitement convenable.

THÉRAPEUTIQUE.

Nous n'avons pas grand'chose à ajouter à ce que nous avons dit de la conjonctivite en général. Dans les premiers jours, si nous observons une roideur des paupières, il est prudent d'attendre un peu pour cautériser. Dans cet intervalle, il faut appliquer des réfrigérants, qui sont très-bien supportés par les petits malades ; en même temps, il faut chercher à nettoyer les yeux. Pour accélérer la disparition de cette roideur des paupières et de cette

cyanose de la muqueuse, il faut donner 1 demi-centigramme de calomel trois ou quatre fois par jour, et faire application sur le front
de l'onguent mercuriel simple en petite quantité. Ce traitement sera
discontinué aussitôt que l'état purulent de la conjonctivite se sera
très-clairement manifesté. Il faut alors employer le caustique et le
faire suivre de l'application des compresses glacées ; on peut aussi
donner en même temps quelque faible laxatif.

Nulle part l'effet souverain des cautérisations n'éclatera plus
manifestement que dans le traitement de la conjonctivite purulente
des nouveau-nés : en les appliquant avec exactitude, nous pouvons
presque toujours éviter ces complications dangereuses du côté de la
cornée, et nous voyons cette maladie tant redoutée prendre entre
nos mains un caractère relativement assez bénin. Mais il faut bien
appliquer ces cautérisations, et lorsque le gonflement et la sécrétion
sont très-prononcés, il deviendra quelquefois urgent de les répéter
deux fois par jour.

Dans les cas moins graves, l'on peut renverser les deux paupières
en même temps et les cautériser ensemble ; après quoi on aura soin
de bien neutraliser.

Dans les cas graves, il faut cautériser successivement les paupières, et faire attention de bien atteindre avec le caustique le
fond du cul-de-sac.

En traitant ces ophthalmies, nous n'aurons aussi que rarement
l'occasion de cautériser avec le nitrate d'argent pur ; et si nous avons
besoin d'agir plus énergiquement, nous nous servirons du nitrate
d'argent mitigé par portions égales de nitrate de potasse. Nous nous
élevons ici aussi contre tout caustique liquide, et surtout contre les
instillations d'une dissolution forte de nitrate d'argent ; il est impossible de bien localiser leur effet, et elles n'attaquent que trop
facilement la cornée d'une manière fâcheuse.

Si nous avons une turgescence de la muqueuse avec engorgement
sanguin très-prononcé, il faut scarifier après la cautérisation, et

tâcher d'entretenir l'hémorrhagie aussi longtemps que possible. Il faut agir de même dans les cas d'affection de la cornée, pour accélérer l'élimination de l'eschare. Le chémosis disparaît presque toujours avec l'amélioration de l'état inflammatoire de la conjonctive palpébrale, et n'exige pas un traitement direct. S'il ne cède pas assez rapidement, on peut accélérer sa disparition et cautériser légèrement la partie périphérique de la conjonctive bulbaire, ou en la scarifiant; mais encore ici il faut rejeter absolument toute excision de la conjonctive.

Dans tous les cas de conjonctivite purulente, il est nécessaire de se rendre toujours compte de l'état de la cornée. Pour cela l'examen des yeux, chez les nouveau-nés et chez beaucoup d'enfants, doit être fait à l'aide des élévateurs, parce que le gonflement des paupières ne permet que rarement un examen direct suffisant.

Quand il y a affection de la cornée, il faut continuer les cautérisations, bien neutraliser, et scarifier. Outre cela l'on peut, pour éviter le frottement de l'eschare sur la cornée, se servir, pour nettoyer l'œil, du lait tiède que l'on instille entre les paupières. S'il y a des ulcères de la cornée, outre l'application de l'atropine, il faut employer la paracentèse pour éviter les opacités étendues de la cornée, qui entraîneraient plus ou moins la perte de la vision. L'on enlève avec les ciseaux les trop grands prolapsus de l'iris, et l'on cherche à diminuer la pression intra-oculaire; on peut même être obligé de faire sortir le cristallin pour conserver la substance de la cornée autant que possible. Il n'y a aucun doute que là où l'on a pu, au commencement de la maladie, bien appliquer les cautérisations, l'on évite presque toujours ces accidents si redoutables.

Malheureusement l'on donne encore aujourd'hui les nouveau-nés à soigner à des sages-femmes ignorantes, et l'on n'apporte trop souvent les enfants au médecin que lorsqu'il y a déjà une affection grave de le cornée ou même de grandes perforations.

Nous devons considérer la conjonctivite purulente des nouveau-nés comme une affection locale. Il est rare de voir survenir des symptômes généraux, comme par exemple des convulsions ; mais ils sont plus fréquents, lorsque la perforation de la cornée s'est faite sur une grande étendue, et surtout si l'inflammation gagne l'intérieur de l'œil.

B. *Ophthalmie gonorrhéique ou blennorrhagique des auteurs.*

Il n'y a aucun doute que la sécrétion gonorrhéique ne soit inoculable sur la conjonctive ; le grand nombre de cas malheureux où l'infection a lieu de cette manière, de même que les expériences directes, ont bien démontré ce fait. Le plus souvent, quand un malade affecté de gonorrhée est attaqué de conjonctivite purulente (ophthalmie gonorrhéique), il est possible de démontrer qu'une inoculation a eu lieu ; d'un autre côté, l'on voit souvent l'inoculation de pus gonorrhéique se faire sur des personnes saines. Dans les cas où, chez des personnes attaquées de gonorrhée, l'inoculation sur la conjonctive n'est pas démontrée, l'on n'a nullement besoin d'avoir recours pour l'expliquer à une métastase ; ces sujets peuvent, aussi bien que d'autres, être atteints d'une conjonctivite purulente spontanée, sans qu'il existe aucun rapport entre cette maladie et la gonorrhée des organes génitaux.

On a prétendu qu'au début de l'ophthalmie gonorrhéique, l'écoulement diminuait considérablement du côté des organes génitaux ou même cessait complétement. Ces observations sont très-rares, et nous croyons que, là où elles ont été faites, l'on a commis une erreur, en attribuant une relation inverse entre la maladie des yeux et celle des organes génitaux. En effet, la sécrétion d'une gonorrhée qui va disparaître peut produire une inoculation de l'ophthalmie ; d'un autre côté, la gonorrhée peut bien se guérir spontanément au début d'une ophthalmie purulente, sans qu'il y ait relation entre elles.

Quand est-ce que l'on cessera enfin d'établir des théories sur des faits isolés, théories qui ne peuvent être démontrées que par de

longues suites d'observations bien consciencieuses et bien exactes ?
Nous avons déjà indiqué pourquoi, malgré le grand nombre de go-
norrhées, les conjonctivites gonorrhéiques sont relativement assez
rares ; ajoutons encore les raisons suivantes : La sécrétion gonorrhéique, de mêmè que celle de la conjonctivite purulente, perd la
faculté d'être inoculée, si elle est délayée dans une grande quantité
d'eau (avec 50, 100 fois son volume d'eau) ; elle n'est pas inoculable
non plus, si elle a été desséchée sur du linge ou des habits et exposée
pendant trente-six ou quarante-huit heures à l'air. Il est intéressant
d'observer que l'inoculation se fait le plus souvent à l'œil droit. Un
fait qui milite encore contre l'idée d'une métastasè, c'est que, le plus
souvent, quand l'un des yeux est attaqué par la maladie, l'on peut
éviter la contagien à l'autre œil par une simple application d'un
bandeau compressif.

Il faut cependant ne pas prendre toute irritation de la conjonctive
pour le début d'une conjonctivite purulente, si les sujets que nous
observons sont atteints de gonorrhée, et surtout ne pas appliquer
immédiatement des cautérisations.

Un point important à savoir, c'est que la sécrétion de la gonorrhée peut produire par inoculation non-seulement la conjonctivite
diphthéritique ; nous dirons plus, les cas foudroyants d'ophthalmie
gonorrhéique qui ont été observés étaient presque toujours des cas
de conjonctivite diphthéritique. Ce n'est que la diphthérie qui peut,
avec une rapidité si effrayante, détruire un œil dans l'espace de
douze à vingt-quatre heures ; c'est alors par la strangulation des
vaisseaux et l'absence complète de nutrition que la cornée tombe
nécrosée. Il faut toujours avoir en vue que l'inoculation peut produire une conjonctivite diphthéritique, et régler son pronostic selon
le boursouflement et la richesse de sang que la conjonctive présente dans les premières trente-six heures.

Si, au début de la maladie, les paupières, fortement gonflées, deviennent roides, si la conjonctive pâlit de plus en plus, qu'elle présente, au lieu d'une sécrétion purulente, une sécrétion séreuse, gri-

sâtre, mêlée de lambeaux fibrineux , nous avons alors le commencement d'une diphthéric, et le pronostic est des plus graves ; mais
au contraire , si les paupières sont molles , la conjonctive boursouflée, rouge , si elle contient du sang en abondance, si de plus les
papilles sont bien développées, nous n'avons affaire qu'à une simple ophthalmie gonorrhéique, qui ne diffère en rien d'une conjonctivite purulente. Dans la plupart des cas, il est possible, dans les
premières vingt-quatre à trente-six heures, de préciser quel caractère la maladie prendra , et il est prudent de différer le pronostic
jusqu'à ce moment.

THÉRAPEUTIQUE.

Au commencement de la maladie , si les paupières sont roides et
si la conjonctive pâlit, il faut poser 24 à 36 sangsues à l'angle interne de l'œil, sur le dos du nez ou à la tempe, et les placer l'une
après l'autre, pour obtenir un courant sanguin constant ; pendant
ce temps , il faut appliquer avec persévérance les compresses glacées. Nous donnons, toutes les heures ou toutes les deux heures, 5 à
10 centigr. de calomel, et faisons faire toutes les deux heures une
friction avec l'onguent napolitain alternativement sur la poitrine,
les bras ou les cuisses ; en même temps , il faut frictionner le front
avec ce même onguent. Ce procédé doit être continué jusqu'à ce
qu'il se fasse un boursouflement visible de la conjonctive ou qu'il
apparaisse quelques traces de salivation ; aussitôt que la salivation
se montre , la vascularisation de la muqueuse ne tarde pas à suivre.
Nous n'avons pas besoin d'ajouter qu'il faut proportionner un traitement si héroïque avec les forces et le tempérament de l'individu.

Il est nécsssaire de bien prendre garde de ne pas cautériser avant
que les symptômes qui font craindre une diphthérie aient complétement disparu ; on risquerait de provoquer une stase complète
de la circulation là où elle n'était que débutante , et de causer une
diphthérie là où elle ne se serait peut-être pas développée. On n'aura

le droit d'employer les cautérisations que lorsque la conjonctivite purulente sera évidente, et alors elles seront d'un effet souverain. C'est pour cela que nous ne croyons pas devoir recommander la méthode de cautériser dès le début toutes les ophthalmies gonorrhéiques (Ricord); c'est là une méthode dangereuse et qui n'amène au succès que dans un nombre de cas limité. Les cautérisations et le traitement des affections de la cornée ont déjà été décrits.

ARTICLE II.

Conjonctivite diphthéritique ou diphthérie de la conjonctive.

La conjonctivite diphthéritique est une maladie qui n'a été bien reconnue et décrite que dans ces derniers temps. Il est vrai que depuis longtemps on a décrit une conjonctivite membraneuse, mais sans préciser les caractères qui appartiennent à la conjonctivite diphthérique. M. le professeur Bouisson, de Montpellier, a décrit dans le compte rendu de la clinique chirurgicale, 1846, un cas de conjonctivite membraneuse, et a fixé l'attention sur la grande malignité de cette maladie.

Dans ces derniers temps, le même auteur, après avoir observé plusieurs cas de ce genre, a publié un travail sur la conjonctivite diphthéritique (1), dans lequel il donne une trop grande importance à la sécrétion fibrineuse et coagulable qui forme des membranes sur la conjonctive, mais où il ne définit pas le véritable caractère de la diphthérie.

Peu de temps après la première publication de M. Bouisson, M. Chassaignac a fixé l'attention des médecins sur la formation de

____

(1) *Montpellier médical*, 1859, et *Tribut à la chirurgie*, t. II, 1861.

membranes muqueuses ou fibro-muqueuses sur la conjonctive des nouveau-nés (1), mais sans indiquer des cas de véritable diphthérie. Jusqu'à présent même, la description de la conjonctivite diphthéritique n'a pas été donnée dans les traités d'ophthalmologie français.

En Angleterre, M. Warthon Jones (2), dans son manuel, fait mention de la même conjonctivite membraneuse. M. Prichard (3) a publié un travail sur la diphthérie, mais après que des travaux importants ont été publiés sur ce sujet en Allemagne. C'est M. de Graefe (4) qui a le mérite d'avoir le premier donné et précisé les caractères de cette maladie et de l'avoir séparée de la conjonctivite membraneuse, qui, dans la plupart des cas, n'a rien à faire avec la diphthérie.

Nous trouvons un résumé de ce travail dans la traduction du *traité des maladies de l'œil* de Mackenzie, par MM. Warlomont et Testelin (5). Dans les derniers temps, M. Jacobson, de Kœnigsberg, a publié un intéressant travail sur une épidémie de conjonctivite diphthéritique (6).

Symptômes anatomiques. — M. de Graefe est le premier qui ait bien tracé une image exacte et fidèle de cette maladie, la plus pernicieuse de toutes les affections de la conjonctive ; c'est à lui que nous devons un diagnostic différentiel bien précis entre la conjonctivite diphthéritique et la conjonctivite purulente. Il a surtout bien su séparer l'infiltration fibrineuse dans le tissu de la conjonctive de la

---

(1) *Annales d'oculistique,* 1847.

(2) *Principles of ophthalmic. medic. and surgery,* edit. 1835.

(3) *British medical journal,* nov. 1857.

(4) *Archiv. für Ophthalmologie,* Band. I, Absh. 1.

(5) Mackenzie, *Traité pratique des maladies de l'œil,* traduit sur la 4e édition et augmenté d'annotations par MM. les Drs Warlomont et Testelin ; Paris, 1857.

(6) *Archiv. für Ophthalmologie,* Band. IV, Absh. 2.

simple sécrétion muqueuse ou muco-fibrineuse formant des membranes sur la conjouctive, qui est beaucoup moins importante et qui depuis longtemps a été décrite sous le nom de conjonctivite membraneuse. Nous chercherons, dans cette partie de notre travail, à bien faire ressortir ces caractères essentiels que M. de Graefe a si bien indiqués.

La conjouctivite diphthéritique débute à peu près avec les mêmes symptômes que la conjonctivite purulente. Les paupières sont fortement gonflées, luisantes ; les plis de la peau sont effacés, et le bord libre de la paupière est rouge. La paupière supérieure est abaissée et il est presque impossible au malade de la soulever. Si nous cherchons à examiner les yeux du malade, nous observons une très-grande difficulté à écarter les paupières, ce qui ne se rencontre pas dans la conjonctivite purulente. Ceci est surtout très-marqué pour la paupière inférieure, tandis que dans la conjonctivite purulente la paupière se laisse facilement renverser et la muqueuse du cul-de-sac fait une proéminence rouge et gonflée. On a de même beaucoup de peine à renverser la paupière supérieure, qui est dure au toucher, et l'on cause, par cette exploration, de fortes douleurs au malade.

Si nous étudions la conjonctive, nous la voyons fortement épaissie, mais peu rouge, lisse et luisante ; il manque même cette rugosité produite par la proéminence des papilles, qui se trouve à l'état normal. Dans les cas bien prononcés, la conjonctive présente une couleur jaunâtre. Par ci, par là, l'on observe des vaisseaux plus étendus, qui, après un court trajet, se perdent dans la profondeur de la conjonctive. En regardant de plus près, on peut apercevoir un grand nombre de petites ecchymoses, plus faciles à observer dans ce lieu ; l'on observe aussi quelquefois un réseau à mailles peu serrées de vaisseaux qui sont peu injectés. Après que la maladie a pris plus de développement, la vascularisation diminue de plus en plus, et la couleur d'un jaune sale de la conjonctive devient de plus en plus prononcée. Il semble que cette couleur jaunâtre soit due à une dissolution du pigment sanguin et à une imbibition de celui-ci

dans le tissu même de la conjonctive. Cette couleur n'est pas due a
une vascularisation profonde, comme on pourrait le croire. Nous ne
voyons, en effet, qu'un petit nombre de vaisseaux, qui sont en général d'un certain calibre et qui se perdent bientôt dans les pro-
fondeurs de la conjonctive. Si la paupière supérieure est renversée,
il est facile de négliger l'épaississement de la conjonctive, et celle-ci,
avec son aspect luisant et si peu rouge, impressionnera beaucoup
moins un observateur superficiel que la muqueuse boursouflée et
rouge de la conjonctivite purulente ; et cependant ces symptômes,
qu'on pourrait croire si insignifiants, sont beaucoup plus menaçants
pour l'œil que l'état de gonflement, de rougeur et de turgescence
de la muqueuse, dans l'état purulent. Aussi un observateur attentif,
mais peu versé dans l'étude des maladies des yeux, n'hésitera pas à
prendre les symptômes de la conjonctivite purulente comme étant
dus à une inflammation beaucoup plus forte et beaucoup plus grave
que celle de la conjonctivite diphthéritique ; il se tromperait gravement en faisant un tel diagnostic.

La muqueuse de la conjonctivite purulente ne nous offrait qu'un
boursouflement prononcé, une infiltration séreuse du tissu de la
conjonctive ; les vaisseaux en étaient fortement gonflés et congestionnés. Les anses des vaisseaux qui forment les papilles, entourées
d'une transsudation séreuse, proéminaient beaucoup. La circulation
dans ces vaisseaux congestionnés était bien un peu ralentie, mais
nullement arrêtée ; nulle part il ne se présentait des signes de stase
et de coagulation du sang. Il en est tout autrement dans la conjonctivite diphthéritique. Au lieu de la transsudation séreuse dans le
tissu conjonctival, nous avons ici une exsudation fibrineuse et coagulable dans ce tissu ; cette exsudation, une fois coagulée, pénètre
quelquefois tout le tissu de la muqueuse et enveloppe les vaisseaux
d'une masse solide. La circulation est très-empêchée par cette exsudation coagulée : c'est pourquoi nous ne trouvons, en examinant la
conjonctive, que quelques vaisseaux superficiels assez distendus,

qui ne nous offrent qu'un trajet court. Le grand nombre de petites ecchymoses contraste avec les grandes ecchymoses, très-étendues, mais peu nombreuses, qu'on rencontre quelquefois dans la conjonctivite purulente, et c'est aussi une preuve de la gêne de la circulation dans la conjonctivite diphthéritique; dans beaucoup de vaisseaux, cette gêne de la circulation va jusqu'à une stase complète et jusqu'à la coagulation du sang.

L'exsudation fibrineuse dans le tissu de la conjonctive et la stase dans la circulation donnent à cette membrane un aspect gonflé et pâle; sur le bulbe, où, par suite de la transparence de la sclérotique, les ecchymoses sont mieux vues, elles produisent un aspect marbré de la muqueuse. En scarifiant la conjonctive même profondément, nous obtenons une section jaunâtre, qui donne très-peu de sang; quelquefois la section reste tout à fait sèche.

Ce n'est qu'en pratiquant ces incisions que l'on peut se rendre compte du grand épaississement que la conjonctive a subi. La scarification du chémosis dans la conjonctivite diphthéritique n'en fait pas écouler une masse séreuse et ne laisserait pas de s'effacer, comme dans la conjonctivite purulente; au contraire, elle fait voir qu'il contient une masse jaunâtre, gélatineuse, résultant d'une infiltration de fibrine coagulée.

Si nous suivons la marche de la maladie dans un cas de diphthérie bien prononcée, nous voyons, au bout de cinq à six jours, les phénomènes changer. Nous pouvons considérer, comme appartenant à une première période, cette infiltration fibrineuse, période qu'il faudra bien séparer de la suivante et qui offre le plus de différence avec la conjonctivite purulente. Pendant cette première pério de, la écrétion nous offre aussi des caractères bien différents de celle de la conjonctivite purulente. Elle ne présente pas au commencement cet aspect clair et citrin, puis purulent; elle est au contraire très-fluide, séreuse, d'un gris sale, et renferme des lambeaux de fibrine. Cette couleur grisâtre est due à un détritus de masses fibrineuses, en partie probablement aussi à du pigment sanguin décomposé. Ce pigment sanguin semble être enlevé aux ecchymoses par le courant de la transsudation séreuse. Comme toutes les sécrétions qui contiennent des corps albuminoïdes en décomposition, celle-ci aussi est très-facilement sujette à la fermentation et à la putréfaction; c'est pourquoi cette sécrétion peut avoir une action nuisible sur les tissus qu'elle atteint, ce que la sécrétion purulente ne présente pas.

Après que cette première période d'exsudation fibrineuse a persisté quelque temps, il survient des changements considérables en quelques points; la conjonctive, pâle et lisse, devient rouge, et il se développe des vaisseaux pendant que la muqueuse commence à se boursoufler. Dans ces points, l'infiltration fibrineuse liquéfiée est résorbée ou diminuée d'une manière insensible ou en lambeaux; la conjonctive est alors, pendant quelque temps, dépourvue de son épithélium, et présente des anses vasculaires gonflées, turgescentes, et facilement saignantes. Tout à côté de ces parties boursouflées, on peut trouver des plaques où cette élimination de l'infiltration fibrineuse, avec boursouflement de la muqueuse, n'a pas encore eu lieu; ces plaques proéminent sur les parties déjà vascularisées et donnent à la conjonctive un aspect irrégulier. Peu à peu ces plaques deviennent plus rares et plus petites et sont remplacées finalement par une vascularisation complète de la conjonctive; la muqueuse est alors vascularisée, boursouflée, très-rouge, facilement saignante, et analogue à celle de la conjonctivite purulente. En même temps, il se fait un changement dans la sécrétion, qui devient de plus en plus purulente. Nous nommerons *période purulente* cette deuxième période de boursouflement de la conjonctive.

Une fois cette deuxième période bien développée, il ne nous reste aucun caractère qui sépare momentanément l'affection diphthéritique d'une véritable conjonctivite purulente; alors cette séparation pourra bien se faire aussitôt que la troisième période aura commencé.

Cette troisième période est celle de la cicatisation et du rétrécissement de la conjonctive; elle est en rapport très-complet avec

la première période. Si cette dernière a été forte et bien prononcée,
si elle a duré pendant quelque temps, la troisième période sera aussi
très-importante; au contraire, si la première période n'a été que
passagère, et si l'infiltration fibrineuse n'a été que superficielle et
peu forte, la troisième période sera aussi très-amoindrie. C'est dans
ces cas-là que la période purulente aura le plus de développement
et d'intensité. Les cas les plus graves de la conjonctivite diphthéritique sont ceux où, après une infiltration fibrineuse très-prononcée
dans le tissu de la conjonctive, la cornée a été, à la suite de la
stase presque complète de la circulation, détruite d'une manière
rapide, où une phthisie du globe en est résultée, et où nous observons outre cela un rétrécissement cicatriciel très-prononcé du sac
conjonctival. Le rétrécissement cicatriciel et la déviation en dedans
des cartilages tarses seraient encore plus prononcés dans ces cas-là
qu'ils ne l'auraient été après un trachoma très-fort.

Nous avons séparé d'une manière très-nette les trois périodes de la
conjonctivite diphthéritique, pour les bien faire comprendre et les
bien distinguer; mais il faut convenir que dans beaucoup de cas,
une séparation aussi précise serait impossible. Quant à la première
période, il peut se faire qu'elle soit d'une durée très-courte; l'infiltration fibrineuse dans le tissu conjonctival peut n'être que très-
superficielle. Elle est vite résorbée ou éliminée : cela peut se faire
d'une manière si rapide que, outre une certaine roideur dans les
paupières et un défaut dans la circulation, persistant jusqu'au troisième ou quatrième jour, rien ne nous indique, après ce moment,
ce qui pourrait séparer cette affection d'une véritable conjonctivite
purulente. Ce sont là les formes mixtes de conjonctivite purulente
et de diphthérie, comme on a l'occasion de les observer parfois
chez les nouveau-nés, et qui se transforme très-vite en ophthalmie
purulente. Dans ces cas mixtes, comme dans les cas de véritable
diphthérie, on peut observer cette sécrétion fibrineuse qui, en se
coagulant, mêlée avec des plaques muqueuses que la sécrétion contient, forme des membranes plus ou moins épaisses et cohérentes,

qui couvrent la conjonctive. Ces membranes fibro-muqueuses doivent être bien distinguées des symptômes que la diphthérie produit dans cette dernière maladie ; si une exsudation fibrineuse a lieu, elle se fait dans le tissu même de la conjonctive et au-dessous de la couche épithéliale. Ces membranes fibro-muqueuses, qui se voient quelquefois sur la conjonctive, ne sont nullement suffisantes pour faire considérer ces cas comme étant des cas de diphthérie ; elles peuvent être enlevées, et la conjonctive rester parfaitement intacte : ce qui n'arriverait pas si l'on cherchait à soulever les exsudations fibrineuses de la conjonctivite diphthéritique. Il ne faut néanmoins pas oublier que ces membranes fibro-muqueuses se rencontrent aussi dans de véritables cas de diphthérie ; mais, dans ces cas, si l'on enlève les membranes, on ne trouve pas la muqueuse rouge, boursouflée, et facilement saignante ; au contraire, elle est pâle, peu vasculaire, et fortement épaissie par l'infiltration fibrineuse. Aussi, dans ces derniers cas, ce ne sont pas les membranes qui nous font croire à une diphthérie de la conjonctive, mais bien l'infiltration fibrineuse au-dessous des membranes.

Notre opinion, à nous, est qu'on ferait peut-être mieux de ne pas considérer les cas où l'exsudation fibrineuse a été si superficielle et si passagère comme des cas de véritable diphthérie ; ce n'est qu'un terme de passage entre la conjonctivite purulente et la conjonctivite diphthérique.

Quant à ce qui regarde la durée de la première période, elle varie entre trois et huit jours ; généralement l'état purulent se montre vers le cinquième ou sixième jour. Au contraire, il y a des cas où l'infiltration fibrineuse est très-considérable et où son élimination et le boursouflement de la muqueuse ne se font que vers le huitième ou dixième jour.

La période purulente (deuxième période) peut aussi montrer dans sa longueur des variations assez considérables ; là où l'infiltration fibrineuse a été vite éliminée, cette période sera plus considérable et mieux marquée, tandis que si la première période a duré très-

longtemps, si elle a été intense, et si l'élimination ne s'est faite que
très-difficilement, le tissu conjonctival sera tellement atteint que la
deuxième période n'aura que peu d'importance. Dans les cas les
plus graves de diphthérie, où toute la conjonctive a été transformée
en croûte fibrineuse, l'élimination ne peut se faire qu'avec une destruction presque complète du tissu conjonctival, de sorte que la
période purulente ne trouvera plus de terrain pour se développer
et sera presque nulle ; mais alors, dans la troisième période, la maladie reprendra ses droits et la phase de cicatrisation sera d'autant
plus prononcée. Il est important de noter que pendant la deuxième
période, une récidive de la première période peut se faire, et une
nouvelle exsudation fibrineuse l'interrompra.

Quant à la troisième période, elle offre un caractère des plus importants, qui la sépare positivement. de la conjonctivite purulente ;
celle-ci peut se guérir sans laisser de traces, tandis qu'une conjonctivite diphthéritique bien prononcée sera toujours suivie d'une cicatrisation plus ou moins étendue.

Nous avons déjà eu occasion de faire ressortir la facilité avec laquelle la cornée peut être atteinte dans la conjonctivite purulente ;
cette complication se fera encore avec bien plus de facilité dans les
cas de conjonctivite diphthéritique. On peut dire hardiment que là
où l'infiltration fibrineuse, dans un cas de diphthérite, est bien
prononcée, la cornée ne tardera pas à être attaquée. A la suite de
la strangulation à laquelle les vaisseaux qui courent vers la cornée
sont soumis, une mortification du tissu cornéal arrive bientôt, et
cela quelquefois dans l'espace de douze à vingt-quatre heures, sans
que la thérapeutique puisse le moins du monde s'y opposer.

Là où des complications du côté de la cornée surviennent, cette
membrane prend tout d'abord un aspect légèrement terne ; l'iris se
dessine avec moins de netteté. Cette légère opacité générale se con-
centre de plus en plus vers un point, une infiltration grisâtre lui
succède, et l'épithélium ne tarde pas à disparaître au-dessus de cette
infiltration, qui prend bientôt une couleur jaunâtre. C'est là qu'il se

forme un ulcère avec nécrose du tissu cornéal ; cet ulcère gagne rapidement en profondeur et en étendue, et, observé à l'éclairage oblique, on peut reconnaître que sa couleur jaunâtre est due à des masses nécrosées du tissu cornéal. Il n'est pas facile de bien se rendre compte de la profondeur de l'ulcère ; car, quand il a gagné une certaine profondeur, son plancher est poussé en avant. Il arrive aussi que quand les couches les plus profondes de la cornée viennent d'être atteintes, l'ulcère se débarrasse des parties nécrosées, et il peut devenir complétement transparent. On ne peut préciser la profondeur de l'ulcère et le danger d'une perforation qu'en examinant bien son bord, qui, dans ces cas, est nettement tranché, et qui se distingue bien du plancher bombé de l'ulcère. Outre cela il manque à ces ulcères, qui sont sur le point de perforer et qui ont gagné cette transparence passagère, l'infiltration grisâtre des bords que nous avons dit appartenir à la période de réparation. Chez les enfants, ces ulcères transparents sont moins fréquents que chez les adultes, et l'on voit plus souvent chez eux des ulcères d'un blanc jaunâtre avec destruction lamelleuse de la cornée.

Nous avons déjà dit qu'il ne faut pas se laisser induire en erreur, si, à cause de la transparence de l'ulcère, le malade accuse une amélioration considérable de la vue.

Une autre affection de la cornée, très-fréquente dans les cas de diphthérite, a été déjà décrite quand nous avons parlé de la conjonctivite purulente ; c'est cette forme insidieuse des facettes de la cornée, où une véritable exsudation au pourtour de l'ulcère n'a guère lieu et où la cornée ne perd presque pas sa transparence. C'est pour cela qu'il faut examiner avec la plus grande attention la cornée dans les cas de diphthérie.

Un signe caractéristique des affections de la cornée dans la diphthérie, qui est surtout lié à la première période, c'est la facilité avec laquelle les perforations de cette membrane se forment ; il est indifférent qu'elles aient eu lieu spontanément ou artificiellement. Le trou de la perforation se ferme très-rapidement par une exsudation agglutinante, qui permet bientôt à une nouvelle accumulation d'humeur aqueuse d'avoir lieu ; une fistule ne se forme pas même, si l'on fait subir à la cornée une perte de substance assez considérable, comme cela a été tenté (Desmarres). C'est là la cause pour laquelle les résultats si favorables de la paracentèse ne sont pas appréciables ici. Si une perforation a eu lieu avec prolapsus de l'iris, celui-ci se couvre très-rapidement d'une couche d'exsudation, et ses bords s'agglutinent avec la cornée ; ce caractère singulier, qui se présente surtout dans la première période de la maladie, semble être dû à cette tendance à l'exsudation fibrineuse que la diphthérie nous offre. Plus tard, quand la seconde période est bien développée, les plaies de la cornée ne nous offrent plus ce caractère.

Symptômes généraux. — Nous trouvons une assez grande différence entre les symptômes de la diphthérie et ceux de la conjonctivite purulente. Dans cette dernière maladie, nous n'avons observé qu'au début des douleurs d'une certaine importance ; aussitôt que la sécrétion purulente s'était bien manifestée, les douleurs cessaient, et les yeux pouvaient se perdre à la suite d'une destruction purulente, sans que le malade accusât de grandes souffrances. Il n'en est point ainsi dans la conjonctivite diphthéritique : les douleurs que les malades éprouvent sont bien marquées, leurs plaintes sont vives et continuelles ; l'examen des yeux cause des souffrances quelquefois insupportables ; le renversement de la paupière supérieure est souvent accompagné de douleurs tellement fortes, que les malades, même les plus courageux, ne peuvent le supporter. On peut être obligé, pour éviter des accidents sérieux assez inquiétants, comme des convulsions chez les enfants, on peut, disons-nous, être obligé d'avoir recours au chloroforme ; il semble que les nerfs sensitifs, si nombreux dans la conjonctive, sont soumis, par la compression de l'exsudation fibrineuse qui les entoure, au même étranglement que nous avons observé pour les vaisseaux. Aussitôt que la seconde pé-

riode d'élimination a lieu, les douleurs disparaissent généralement
de plus en plus.

Un autre symptôme caractéristique de la conjonctivite diphthéritique est l'augmentation considérable de la température dans les
paupières, que nous avons rencontrée, mais seulement très-passa-
gère, au début de la conjonctivite purulente. Dans la diphthérie, la
chaleur est très-prononcée dès le début de la maladie, et reste très-
sensible au toucher pendant toute la première période. Cela se manifeste aussi par la manière rapide avec laquelle les compresses glacées sont échauffées ; de sorte qu'on est obligé de les changer à
chaque instant, ce qu'on n'avait pas besoin de faire dans les cas de
conjonctivite purulente.

Quant au gonflement des paupières, il est très-développé, mais il
n'offre pas de différence avec celui de la conjonctivite purulente. Ce
gonflement n'est pas dans un rapport direct avec l'intensité de l'exsudation fibrineuse qui se fait dans le tissu conjonctival ; il peut
être très-prononcé, pendant que l'infiltration diphthéritique ne l'est
que peu ; on peut observer de même une diminution dans le gonflement des paupières, sans que l'on puisse conclure à une rétrogra-
dation dans l'exsudation fibrineuse.

MARCHE DE LA MALADIE.

La conjonctivite diphthéritique est une maladie des plus malignes
qui attaquent l'œil ; une fois qu'elle est bien prononcée, elle ne tarde
généralement pas à amener la destruction de cet organe. Si l'infiltration dans le tissu de la conjonctive s'est faite d'une manière considérable, si le gonflement de la muqueuse et la diminution de la circu-
allion sont bien prononcés, une opacité générale de la cornée avec
nécrose ne tardera pas à apparaître. Une fonte purulente du bulbe
peut avoir lieu même avant que l'élimination de l'exsudation fibrineuse soit arrivée à sa fin ; il survient alors une courte période pu-

rulente, suivie d'un rétrécissement très-prononcé du sac conjonctival. Très-probablement, dans ces cas-là, une grande partie des
vaisseaux conjonctivaux, comprimés pendant quelque temps, se sont
oblitérés; le tissu conjonctival, qui était nourri par eux, s'est nécrosé
et a été éliminé avec les masses fibrineuses. Si l'infiltration fibrineuse n'a pas été très-prononcée, et si, au bout de quelques jours, le
boursouflement de la muqueuse a eu lieu, l'état de la cornée donnera l'indication de la gravité de la maladie. Quand les affections
de la cornée se montrent pendant que le boursouflement de la muqueuse n'est pas encore prononcé, il faut mal pronostiquer de cet
accident; jusqu'à ce que la vascularisation de la conjonctive se soit
faite, vascularisation que nous ne pouvons que très-difficilement déterminer, nous n'avons pas à espérer de voir un arrêt dans la destruction de la cornée. Toutes les tentatives de remèdes ont échoué
dans ces cas, car l'affection de la cornée n'est que l'expression du
manque de nutrition qui est causé par la compression des vaisseaux.

Si l'infiltration du tissu conjonctival était peu prononcée, si le boursouflement de la muqueuse s'est fait d'une manière rapide, et si alors
une affection de la cornée a lieu vers la fin de la première ou au commencement de la seconde période, nous n'avons pas à augurer plus
mal de cet accident que nous l'avons fait dans les cas semblables de
conjonctivite purulente.

Un fait très-fâcheux qui se présente à la suite de la conjonctivite
diphthéritique, c'est que même après sa guérison, elle laisse des cicatrices; ces cicatrices sont alors une source d'irritation pour l'œil,
qui lui est très-nuisible; car assez fréquemment, à la suite de ces
cicatrices et de l'irritation qu'elles causent, il survient des affections
chroniques de la cornée, contre lesquelles notre thérapeutique est
impuissante, parce qu'elle ne peut en enlever la cause première. Si
au contraire la première période a été bénigne, les cicatrices seront
presque imperceptibles, et il n'y aura presque pas de symptômes
pour séparer ces cas de la conjonctivite purulente.

ÉTIOLOGIE.

Tandis que nous considérons la conjonctivite purulente comme
une affection simplement locale, qui n'attaque guère la constitution générale, nous ne pouvons pas dire cela de la conjonctivite
diphthéritique. La diphthérie de l'œil, comme toutes les affections
diphthéritiques, est l'expression d'un changement dans la composition du sang et le signe d'une diathèse qui nous est encore
inconnue. Cette diathèse se manifeste par la production d'une exsudation fibrineuse dans le tissu des muqueuses qui s'enflamment
(ou ont été enflammées auparavant), exsudation qui a une tendance
très-prononcée à se nécroser, et qui tend à faire participer à cette
nécrose les membranes dans lesquelles l'exsudation s'est faite. Si
cette diathèse se manifeste chez un individu, les muqueuses, simplement attaquées d'une congestion inflammatoire, montrent tout à
coup une exsudation de produits coagulables dans leurs tissus et
quelquefois en partie sur leur surface, produits qui n'ont aucune
tendance à s'organiser, mais au contraire se nécrosant facilement,
donnent lieu à la formation d'ulcères, et ne se guérissent qu'avec
une perte de substance plus ou moins forte des parties où la maladie a éclaté. Dans d'autres cas, on trouve qu'une cause d'irritation inflammatoire, qui aurait produit chez des sujets non soumis à
cette diathèse un simple état catarrhal ou purulent de la muqueuse,
donne lieu à une diphthérie bien prononcée. C'est ce qui nous ex-
plique pourquoi nous voyons quelquefois l'inoculation du pus de
la conjonctivite purulente produire une conjonctivite diphthéritique;
d'un autre côté, la sécrétion d'une conjonctivite diphthéritique, inoculée sur un sujet peu disposé à la diphthérie, ne provoque souvent
qu'une conjonctivite purulente. Pour admettre cette diathèse générale dans les cas de conjonctivite diphthéritique, nous y sommes engagé de plus par ce fait, que nous voyons souvent cette affection
des yeux coïncider avec une affection diphthéritique des autres

muqueuses et surtout des muqueuses des voies aériennes; d'un autre côté, l'âge qui est surtout favorable aux affections diphthéritiques nous offre le plus grand nombre de conjonctivites diphthéritiques : chez les enfants entre 2 et 8 ans, nous observons fréquemment cette maladie ; les cas où, après la huitième année, une conjonctivite diphthéritique spontanée (sans inoculation et sans cause épidémique) se produit, sont certainement très-rares.

C'est aussi la raison pour laquelle l'inoculation, au moyen de la sécrétion de l'ophthalmie purulente des nouveau-nés, provoque si facilement la conjonctivite diphthéritique chez les enfants de 2 à 8 ans; tandis que, si cette inoculation se fait sur un adulte, comme, par exemple, chez la mère, le plus souvent il n'en résulte qu'une simple conjonctivite purulente. Une autre raison qui plaide pour faire considérer la diphthérie comme dépendant d'une affection générale, c'est qu'elle n'attaque que rarement un seul œil. Les cas sont malheureusement très-rares où un bandeau compressif arrive à garantir l'autre œil, quand le premier est affecté, comme cela se fait facilement dans la conjonctivite purulente ; néanmoins il ne faut pas négliger le bandeau compressif, car il est nécessaire de préserver autant que possible l'œil, encore sain, de toute cause irritante, qui ne tarderait pas à provoquer une éruption de diphthérie. Jamais on n'observe la diphthérie bien prononcée sur un œil, tandis que l'autre ne sera attaqué que par une conjonctivite purulente. (Il ne faut pas confondre la seconde période purulente avec une véritable conjonctivite purulente.) Suivant nous, il s'agit donc ici d'une affection générale.

Les symptômes généraux qui accompagnent l'inflammation de l'œil militent aussi en faveur de cette opinion. Très-souvent les malades sont atteints d'une fièvre ardente, accompagnée d'une anorexie complète ; un manque absolu de sommeil et une grande agitation les tourmentent. Ces symptômes disparaissent de plus en plus quand la première période tend à se terminer.

Un fait étiologique très-important, c'est l'influence épidémique qui caractérise quelquefois cette maladie. Les épidémies de diphthérie surviennent surtout au printemps ou en automne; alors, outre les cas de diphthérie génuine que l'on observe, l'inoculation avec le pus d'une conjonctivite purulente produit presque toujours une diphthérie. De plus, des cas de simple catarrhe ou de conjonctivite purulente se transforment en diphthérie. Pendant ces épidémies, on a même vu éclater la conjonctivite diphthéritique à la suite de plaies de la conjonctive (comme dans l'opération du strabisme), et ce fait est important à noter. Comme dans toute épidémie, les premiers cas sont d'une gravité extrême, tandis que, vers la fin de l'épidémie, ce caractère malin se perd de plus en plus, et l'on ne rencontre enfin que des cas mixtes de conjonctivite purulente et de diphthérie.

Les épidémies de conjonctivite diphthéritique éclatent assez facilement, en même temps que des épidémies d'angine couenneuse ou de fièvre puerpérale.

L'âge du malade est aussi important à considérer pour l'étude de l'étiologie.

Nous avons déjà dit que le plus grand nombre des conjonctivites diphthéritiques se rencontrent chez les enfants de 2 à 8 ans, âge auquel toutes les affections diphthéritiques sont les plus fréquentes. Avant la deuxième année, il est rare d'observer un cas de diphthérie de la conjonctive; il se produirait tout au plus une des formes mixtes que nous avons indiquées. Il ne faut jamais oublier cette disposition à la diphthérie chez les enfants en bas âge, et régler la thérapeutique en prévision de ce danger.

Nous pourrions indiquer encore une foule de causes qui peuvent provoquer dans certains cas la diphthérie, mais ces causes n'ont agi le plus souvent que comme cause inflammatoire; la disposition du sang et les changements dans sa composition, qui font alors éclater la diphthérie, nous sont complétement inconnus. La simple inflammation de la conjonctive prend, par suite de la diathèse, le caractère de la diphthérie; d'un autre côté, il faut accorder que, si nous cherchons le nombre des inoculations faites avec la sécrétion diphthéritique, nous voyons survenir plus souvent des cas de diphthérie que des cas de conjonctivite purulente ; mais ce fait peut aussi provenir de ce que les sujets infectés sont généralement soumis aux mêmes conditions nuisibles, par exemple aux influences épidémiques.

Il semble que les observations tendent à faire croire que cette maladie est plus ou moins fréquente suivant les pays, qu'il en est même où elle n'est pas observée (en Belgique) ; mais nous devons dire que nous avons eu occasion d'observer des cas de conjonctivite diphthéritique dans les hôpitaux de Vienne, de Berlin et de Paris ; de même, pendant un court séjour en Russie, dans le gouvernement de Smolensk et de Moscou.

Une conjonctivite diphthéritique locale, et non liée à des causes constitutionnelles, se manifeste à la suite de brûlures de la conjonctive ; ce sont surtout les cautérisations avec la chaux et la potasse caustique qui ont cet effet. Il est plutôt question ici d'une coagulation de masses fibrineuses et albuminoïdes dans le tissu de la conjonctive et à sa surface, provoquée par l'action directe de l'agent chimique. Néanmoins ces cas de diphthérie ont toutes les suites fâcheuses que nous avons indiquées, et surtout si la cautérisation a été faite sur une grande étendue. On observe alors, au-dessous de l'eschare que le caustique a provoquée, une infiltration diphthéritique bien caractérisée dans le tissu de la conjonctive. L'élimination, les accidents du côté de la cornée, et la cicatrisation, suivent la marche que nous avons indiquée pour la conjonctivite diphthéritique en général. Comme il se fait ici, plus fréquemment que dans les autres cas de diphthérie, une plaie ulcérée après l'élimination de l'exsudation fibrineuse, il survient plus facilement des adhérences entre le bulbe et les paupières, qui produisent des symblépharons plus ou moins étendus.

Diagnostic différentiel.

Nous n'avons pas besoin de revenir longuement sur les différences qui existent entre la conjonctivite diphthéritique et la conjonctivite purulente. Quant au diagnostic différentiel entre la seconde période de la diphthérie (période purulente) et une véritable
conjonctivite purulente, nous l'avons indiqué en parlant de cette
dernière maladie. Il n'y a de difficulté que pour séparer la conjonctivite diphthéritique des cas de conjonctivite purulente où une sécrétion fibro-muqueuse a lieu et forme des membranes sur la conjonctive. Ces membranes peuvent être composées simplement de
mucus épaissi par le contact de l'air, et, examinées au microscope,
elles présentent une foule de cellules de nouvelle formation ; ou
bien elles sont formées de masses fibrineuses coagulées, où la fibrine
se présente sous forme de filaments ou en masses grumeuses, qui sont
entremêlées avec une plus ou moins grande quantité de cellules de
pus ; mais, une fois qu'on aura enlevé ces membranes avec une pince,
en observant les caractères que la muqueuse présente, il sera bien
facile de se rendre compte de la nature de l'affection qu'on étudie.
Dans un cas de conjonctivite purulente, après avoir enlevé les membranes, la conjonctive se montrera à l'observateur boursouflée, très-
vascularisée, et facilement saignante ; au contraire, dans la diphthérie, la muqueuse sera pâle, blafarde, fortement épaissie par l'infiltration fibrineuse : dans ce dernier cas, les membranes peuvent être
détachées, mais avec un peu plus de difficulté. Il ne faut pas croire
cependant qu'il soit possible d'enlever l'exsudation qui s'est faite
dans le tissu même, sous forme de membrane ; il peut bien arriver
qu'une couche de l'exsudation fibrineuse soit éliminée en masse, en
donnant le moule du sac conjonctival avec le trou circulaire de la
cornée, mais il en reste toujours une partie qui laisse à la conjonctive tous les caractères de la diphthérie.

Nous accordons que le diagnostic différentiel entre la conjoncti-

vite diphthéritique et la conjonctivite purulente est très-difficile,
aussitôt que la diphthérie approche de sa deuxième période; il n'y
aura souvent que la formation de cicatrices qui pourra nous montrer à quelle maladie nous avons affaire. Il faut naturellement ex-
clure dans le diagnostic toute cicatrice causée par une application
trop forte des caustiques.

PRONOSTIC.

Toutes les fois que la diphthérie est assez prononcée, le diagnostic
sera des plus inquiétants. C'est surtout dans les cas de conjonctivite diphthéritique chez les adultes qu'il faudra pronostiquer si
mal, tandis que chez les enfants la maladie a un caractère moins
malin. Les premiers cas de diphthérie qui signalent le début d'une
épidémie sont le plus souvent très-dangereux, tandis que, vers la
fin de l'épidémie, la première période de la maladie sera moins développée, alors le pronostic sera plus favorable.

Les cas de diphthérie causée par l'inoculation de la sécrétion
d'une conjonctivite diphthéritique ou purulente, ou d'une gonorrhée, sont en général très-graves et ont une marche rapide, avec
une première période très-développée; il faut ajouter que, lorsque
les deux yeux sont affectés, généralement l'œil qui est attaqué le second sera le plus fortement atteint.

Les considérations suivantes doivent guider notre pronostic :

1° L'énergie de l'exsudation fibrineuse dans le tissu de la conjonctive et l'épaississement qui en résulte pour cette membrane;

2° La manière plus ou moins rapide dont la vascularisation se
fait;

3° L'apparition plus ou moins précoce des complications du côté
de la cornée.

Si l'exsudation fibrineuse est très-considérable, on peut s'attendre à ce que la vascularisation ne se fera que très-difficilement,
quels que soient les moyens thérapeutiques employés. Malheureu-

sement dans ces cas les accidents du côté de la cornée sont très-imminents et offrent les plus grands dangers.

La troisième période peut encore aggraver le pronostic. La production d'une foule de cicatrices, avec rétrécissement du sac conjonctival, offre de grands dangers pour l'œil ; il peut aussi se faire que lorsque l'élimination de l'exsudation fibrineuse aura eu lieu, et que le tissu de la conjonctive aura été dénudé, il survienne des adhérences entre les paupières et le bulbe, et même entre une partie du bord libre des paupières, qui participe quelquefois à cette diphthérie. Il faut prendre en considération tous ces graves accidents avant de poser un pronostic. Si les paupières sont très-roides et dures, offrant une conjonctive lisse, pâle, et fortement gonflée, si outre cela nous voyons un chémosis gélatineux, d'un gris jaunâtre, le pronostic sera très-fâcheux.

Les affections de la cornée sont d'autant plus redoutables qu'elles arrivent dans la première période de la maladie. Si cet accident survient dans les premières vingt-quatre heures, l'œil sera presque toujours perdu, sans que le médecin y puisse en rien remédier. La complication sera aussi très-grave si elle se fait avant le troisième ou quatrième jour, avant que la vascularisation soit encore assez prononcée. Aussitôt que la deuxième période de la diphthérie sera bien développée, les complications du côté de la cornée perdront beaucoup de leur gravité. Il ne faut pas oublier, en posant le pronostic, que tant que l'infiltration diphthérique persiste, l'œil peut être détruit très-rapidement par une telle complication ; le danger ne diminuera que lorsque la vascularisation de la muqueuse aura commencé.

Le début de cette vascularisation est marqué par une légère rougeur de la conjonctive ; près des grands vaisseaux fortement dilatés, de petits vaisseaux se montrent en plus ou moins grand nombre, ce qui s'observe avec plus de facilité près des vaisseaux du chémosis. Ce dernier, après avoir perdu sa couleur gris jaunâtre, prend une

teinte rougeâtre et est légèrement affaissé. Le commencement de la
vascularisation s'indique aussi par une augmentation dans la transsudation à la surface de la muqueuse, qui est couverte d'une épaisse
couche de liquide et a une apparence fortement miroitante. Une
fois que quelques parties de la conjonctive se sont vascularisées, et
qu'il ne reste plus que de grandes plaques infiltrées, il ne sera pas
difficile de se rendre compte de la marche de la vascularisation ;
mais il ne faut pas oublier que la vascularisation peut s'être faite entièrement, et qu'une récidive peut survenir en présentant de nouveau l'exsudation fibrineuse tant redoutable. Heureusement ce sont
des cas exceptionnels , et la récidive offre généralement moins de
gravité que la maladie première.

THÉRAPEUTIQUE.

Malheureusement la thérapeutique de la conjonctivite diphthéritique n'a pas les succès éclatants dont nous pouvions nous flatter en
parlant de celle de la conjonctivite purulente.

Nous voyons, dans les cas graves de diphthérie, échouer tous nos
remèdes; car nous ne possédons aucun moyen qui puisse enlever
l'exsudat fibrineux dans le tissu de la conjonctive, et qui puisse éviter les influences pernicieuses de la compression et de l'étranglement auxquels sont soumis les vaisseaux courant vers la cornée.
D'un autre côté, nous sommes incapables de remédier à la destruction d'une partie plus ou moins grande du tissu conjonctival, qui
est causée par cette infiltration.

Si, dans une autre partie du corps, nous avons affaire à une diphthérie, nous cherchons par des cautérisations énergiques à limiter la
maladie en sacrifiant une partie de la muqueuse atteinte , et nous
tâchons ainsi de garantir autant que possible les parties voisines.
Mais, dans la diphthérie de la conjonctive, les conditions sont tout

autres,; il faut chercher à conserver autant que possible la muqueuse.

Nous avons vu, en traitant de l'ophthalmie purulente, que nous fai-
sions la cautérisation pour amener momentanément une congestion
plus forte, que cette congestion était suivie d'une sécrétion séreuse
abondante pendant l'élimination de l'eschare, et que le stimulus
que le sang affluant en abondance exerçait sur les parois des vaisseaux dilatés les faisait contracter et produisait par là une accélération dans la circulation. Qu'obtiendrions-nous en cautérisant une
conjonctive atteinte de diphthérie? Dans cette maladie, il y a stase
plus ou moins complète de la circulation, le sang est coagulé dans
une partie des vaisseaux conjonctivaux; si nous cautérisons, nous
verrons augmenter la congestion vers ces vaisseaux, et la stase gagner en étendue. L'élimination de l'eschare ne se fera pas d'une
manière rapide, comme dans la conjonctivite purulente, où la circulation dans les vaisseaux était libre; au contraire, l'eschare persistera
pendant un temps assez long et ne sera éliminée qu'avec les masses
fibrineuses de l'exsudation. Cette élimination peut se faire d'une
manière insensible, de sorte que les masses fibrineuses sont enlevées et sortent des paupières sous forme de petits lambeaux ou de
détritus. Quelquefois aussi l'on voit se détacher des lambeaux d'assez grande étendue, mais sans que la conjonctive soit alors tout à
fait débarrassée de l'exsudation. Les cautérisations, pendant la première période de la diphthérie, ne tendent qu'à augmenter la congestion et à étendre la stase et la coagulation du sang. En outre, on
favorise, par ce procédé, l'étranglement des vaisseaux qui courent
vers la cornée, et la nutrition est de plus en plus gênée dans cet organe; l'eschare aussi, qui persiste très-longtemps, sera, par son frottement, nuisible à la cornée.

Si nous rencontrons encore tant d'opposition pour la cautérisation
dans le traitement de la conjonctivite purulente, il faut certainement
en chercher la cause dans la méprise que des praticiens ont faite
en cautérisant la muqueuse dans des cas de diphthérie. Quand

M. Desmarres, dans son traité des maladies des yeux, parle du danger de la cautérisation dans certains cas de conjonctivite purulente (1), cela doit être évidemment rapporté à des cas de conjonctivite diphthéritique ; nous ne comprenons seulement pas pourquoi M. Desmarres indique ces cas dans la description de l'ophthalmie des nouveau-nés, que nous n'avons jamais vu attaqués par la diphthérie.

Si l'on a vu survenir des accidents après la cautérisation, c'est qu'on a commis l'imprudence de cautériser au début d'une ophthalmie, sans être sûr de n'avoir pas affaire à une diphthérie. Quand on avait le malheur de cautériser une conjonctive qui venait d'être attaquée par une diphthérie, l'on voyait alors les symptômes augmenter en gravité d'une manière effrayante. Dans d'autres cas, l'on avait méconnu la diphthérie et l'altération commençante de la cornée : alors, après la cautérisation qui augmentait fortement la stase, l'affection de la cornée gagnait considérablement en étendue et prenait un caractère très-pernicieux. C'est en se fondant sur ces bases qu'on a proscrit toute cautérisation aussitôt qu'apparaissait une affection de la cornée ; et pourtant les cautérisations appliquées d'une manière intelligente, dans un cas de véritable conjonctivite purulente, non-seulement n'aggravent pas la complication, mais l'amènent à la guérison.

Nous avons dit qu'il faut rejeter les cautérisations appliquées au début de la conjonctivite gonorrhéique ; l'on risquerait d'éprouver des échecs décourageants en généralisant trop un tel traitement,

---

(1) «Si on la (la conjonctive) cautérise avec la pierre infernale, au lieu de produire une eschare superficielle qui sera bientôt éliminée, et sous laquelle on trouvera des tissus très-vifs et très-vasculaires, le caustique produira une eschare des plus profondes, qui demeurera longtemps attachée à la conjonctive, et sous laquelle on trouvera une surface pâle, jaunâtre, et à peu près entièrement dépourvue de vaisseaux» (2e édit., t. II, p. 93 ; 1855).

et cela surtout dans les cas où l'inoculation de la sécrétion gonorrhéique aurait produit une conjonctivite diphthéritique.

Les grands inconvénients de la cautérisation au début d'une
ophthalmie ressortiront d'autant mieux par les faits suivants. Quelquefois, au début d'une conjonctivite pustulaire ou d'une conjonctivité granulaire aiguë, nous observons une certaine roideur dans
les paupières, roideur qui nous fait supposer la disposition à une
exsudation fibrineuse dans le tissu de la conjonctive. Si l'on a commis
l'imprudence de cautériser dans ces cas ou d'appliquer un traitement trop irritant, on peut voir débuter subitement une diphthérie
qui en est la suite. C'est du reste un mauvais système que d'employer les caustiques au début des maladies que nous venons de
nommer.

La question se pose maintenant, devant nous, de savoir si, dans le
traitement de toute conjonctivite diphthéritique, les cautérisations
doivent être prohibées. Notre opinion est que l'on doit les abandonner
presque absolument pendant la première période de la maladie ; une
fois que la deuxième période sera bien développée, on pourra se
servir du nitrate d'argent, mitigé comme nous l'avons indiqué. Il
faut seulement ne pas oublier que l'état purulent est ici en quelque
sorte un mode de guérison ; aussi ne faut-il cautériser que si cet état
purulent est trop intense. On devra surtout appliquer le caustique
dans les cas où il y a complication du côté de la cornée, cas dans
lesquels un état bien établi de purulence sera très-désavantageux.
Il faut appliquer la cautérisation avec la prudence que nous avons
recommandée, et en observant toujours bien l'état de gonflement
et de boursouflement de la muqueuse ; si ces symptômes, et avec eux
la sécrétion, ne sont pas bien prononcés, il faudra mettre un plus
long intervalle entre les cautérisations.

Nous avons une autre question importante à résoudre. Ne nous
est-il pas possible d'abréger par les cautérisations la première période, si dangereuse, de la diphthérie ? Nous sommes surtout tentés

d'essayer ce moyen, quand une complication du côté de la cornée est survenue pendant cette période ; si cette complication n'existe pas, il faut bien se garder d'un tel procédé, qui est beaucoup trop dangereux pour être employé quand il n'y a pas urgence. Mais, même dans les cas où l'on aurait une affection grave de la cornée et où la vascularisation de la conjonctive n'aurait encore paru nulle part, il faut rejeter absolument les cautérisations, qui ne feraient qu'aggraver la situation. Nous n'avons le droit d'appliquer ces essais de cautérisations que quand nous sommes en présence d'une affection de la cornée, et en même temps d'un commencement de vascularisation de la muqueuse. Comme la circulation se rétablit alors dans une partie des vaisseaux conjonctivaux, la congestion et l'exsudation séreuse qui suivent la cautérisation peuvent accélérer la circulation et amener une vascularisation plus rapide. En même temps, on favorisera par ce procédé l'élimination de l'exsudation fibrineuse.

Nous serons engagés à faire ces cautérisations, si çà et là nous voyons la conjonctive commencer à se vasculariser, si une transsudation séreuse survient dans la masse exsudée, et si nous observons une couche de liquide sur la conjonctive, qui a perdu sa couleur blafarde et qui a pris une légère teinte rougeâtre. C'est alors que la chaleur des paupières diminue un peu et que le malade commence à souffrir moins. Il peut arriver que dans quelques cas, quoique les symptômes du début de la vascularisation se soient montrés, elle tarde à apparaître ; c'est alors qu'on peut tenter une cautérisation bien prudente.

Dans d'autres cas, nous avons une vascularisation bien prononcée sur quelques points, tandis que de grandes plaques d'exsudation diphthéritique persistent et tardent à s'éliminer. Si cette persistance semble nuisible pour l'affection de la cornée, l'on peut de même tenter une cautérisation ; mais toujours on fera bien d'observer les règles suivantes :

1° Il ne faut faire les cautérisations que sur une étendue très-limitée, et là où la conjonctive est le plus vascularisée. On cher-

chera alors à obtenir que le frottement de l'eschare soit le moins désavantageux que possible pour la cornée, en cautérisant la conjonctive du cul-de-sac et surtout celle de la paupière inférieure.

2° Il est absolument nécessaire de bien observer l'effet de la cautérisation et de la suspendre immédiatement, si, au lieu de provoquer une augmentation dans la vascularisation, elle rend la muqueuse plus pâle et fait rétrograder l'état de vascularisation.

3° Il faut toujours faire suivre ces cautérisations d'essai de scarifications et d'une application très-énergique des réfrigérants, et ceci dans le but d'éliminer le plus vite possible l'eschare et d'accélérer la circulation.

Quelles que soient les précautions que l'on apporte dans ce traitement, il faut accorder que ce procédé est des plus dangereux; il faut une grande expérience et une étude bien consciencieuse pour se servir de ce remède avec succès. Aussi ne sera-t-il applicable que sur des malades que l'on peut surveiller continuellement, et chez lesquels on peut bien apprécier les effets de la cautérisation. Lorsque le danger n'est pas urgent, l'on fera certainement mieux d'attendre que la vascularisation de la conjonctive soit bien établie.

On peut tenter d'accélérer une vascularisation qui débute sans vouloir apparaître, par un autre moyen beaucoup moins dangereux, par l'application de compresses tièdes pendant un temps bien limité. De cette manière, on évitera du moins le danger de provoquer, par une cautérisation trop précoce, une nouvelle rechute de diphthérie, qu'on voulait justement éviter..

Un des remèdes les plus puissants contre la conjonctivite diphthéritique, c'est le froid. Les compresses glacées doivent être appliquées continuellement, et il faut les renouveler très-fréquemment, parce qu'elles se réchauffent avec une grande rapidité. Le froid a ici le grand avantage de lutter contre la stase en contractant les vaisseaux; mais en outre il soulage beaucoup le malade, et l'humidité des compresses contribue à nettoyer l'œil. Quant à ce qui regarde leurs propriétés sédatives, elles agissent beaucoup mieux qu'aucun narcotique pris à l'intérieur. Lorsque la maladie s'approche de la deuxième période, et quand la vascularisation commence à se prononcer, on peut espacer petit à petit l'application des compresses.

La deuxième période une fois bien établie, l'on n'a plus à les appliquer qu'immédiatement aprè avoir cautérisé, et on n'en prolongéra la durée que si l'état purulent est trop intense.

Dans la phase de passage de la première période à la deuxième, si cette dernière tarde à apparaître, on pourra essayer si le boursouflement de la muqueuse ne serait pas accéléré par l'application des compresses tièdes; mais il faut alors bien observer quel caractère la conjonctive prend après quelques heures de leur application, et ne les continuer que si elles contribuent à vasculariser cette membrane. Nous craignons aussi l'application des compresses glacées dans les cas d'ulcères étendus de la cornée avec tendance à la nécrose; il faudra les remplacer par les compresses tièdes aussitôt qu'on pourra espérer d'obtenir par leur emploi une accélération dans la vascularisation de la conjonctive.

Un autre moyen important pour soulager le malade et pour accélérer la vascularisation de la conjonctive, ce sont les émissions sanguines. Malheureusement il ne nous est pas possible d'appliquer ici les scarifications, que nous avons trouvées si salutaires pour la conjonctivite purulente. En scarifiant une conjonctive atteinte de diphthérie, l'on n'obtiendra que très-peu de sang ou même pas du tout; on observe aussi que là où on a fait les incisions, il se fait une infiltration fibrineuse plus considérable.

Les scarifications ne sont applicables que quand la conjonctive commence à se vasculariser, et quand elle montre déjà cette transsudation séreuse du tissu qui signale un retour de la circulation. Il faut faire ici les scarifications un peu plus profondément que dans la conjonctivite purulente et entretenir l'écoulement du sang par un mouvement convenable des paupières, en épongeant fréquemment le liquide qui sort; les scarifications peuvent alors accélérer beaucoup la vascularisation de la muqueuse. On a le droit d'appliquer ce procédé là où l'infiltration fibrineuse ne s'est manifestée que dans la couche superficielle de la conjonctive avec conservation d'une circulation suffisante dans les parties profondes.

Nous avons déjà parlé de l'utilité des scarifications dans les formes mixtes de conjonctivite purulente et diphthéritique; quand la deuxième période de la diphthérie est bien marquée, l'on fera toujours bien de faire succéder à la cautérisation les scarifications, s'il y a complication du côté de la cornée.

Pour accélérer la circulation, on doit employer d'autres émissions sanguines, surtout chez les adultes. Chez les enfants, la diphthérie est malheureusement si souvent combinée avec un état d'anémie, qu'on a tout droit d'être aussi circonspect que possible dans l'emploi de ce remède; l'émission sanguine doit être faite de manière à entretenir un écoulement constant de sang.

On obtiendra ce résultat en appliquant 3 à 4 sangsues à l'angle interne de l'œil, sous la racine du nez, ou bien au-dessus de l'arcade zygomatique à la tempe, mais pas trop près de l'œil. L'application des sangsues près de l'angle interne de l'œil est préférable chez les adultes; les enfants se tiennent trop peu tranquilles pour supporter l'application des sangsues dans ce point. Si l'on parvient à bien appliquer les sangsues sur l'os nasal, on ne risque pas d'augmenter le gonflement des paupières, et l'on n'aura pas à redouter de grandes ecchymoses, qui défigureraient momentanément le malade; aussitôt qu'une des sangsues tombe, il faut la remplacer par une autre. On peut appliquer jusqu'à 25 ou 30 sangsues, et même aller plus loin s'il y a urgence; nous obtenons par là un écoulement de sang suffisant, car c'est là que convergent les veines palpébrales.

Mais il faut chercher à remédier à la congestion qui a été provo-

quée momentanément par l'action aspirante exercée par les sangsues, en entretenant après leur application l'écoulement sanguin
aussi longtemps que possible. Nous rejetons l'application des sangsues chez les enfants faibles et anémiques ; ce ne sont que les tem-
péraments vigoureux et sanguins qui peuvent bien les supporter.
Quant au nombre de sangsues, il faut les proportionner à la gravité
de la maladie et à la constitution du sujet.

Pour ce qui regarde les émissions sanguines qui enlèvent subitement une grande quantité de sang au corps, comme les saignées,
leur efficacité n'est que très-faible dans le traitement de la diphthérite. On peut, par des saignées répétées, mettre le malade dans un
état d'anémie assez marqué, sans changer pour cela le caractère de
la conjonctivite ; elles n'accélèrent ni la vascularisation ni le boursouflement de la muqueuse. Nous croyons qu'en entretenant un
courant de sang constant dans une partie voisine de l'œil, et en pro-
voquant vers ce point une congestion, nous agissons d'une manière
dérivative, et nous facilitons le retour de la circulation dans les
vaisseaux conjonctivaux ; mais ne nous fions pas trop à ce remède, car
il ne produit un effet sensible qu'en diminuant un peu la congestion
vers l'œil et en soulageant le malade.

De tous les remèdes qui, donnés à l'intérieur, facilitent la vascularisation de la conjonctive, le plus efficace est le mercure. Aussitôt
qu'une certaine quantité de ce remède pénètre dans l'organisme, et
que les symptômes de salivation se montrent, presque immédiatement commence la vascularisation de la conjonctive ; mais il ne faut
pas attendre de ce remède ce qui est impossible, et croire qu'il
puisse immédiatement amener la dissolution de grandes masses
fibrineuses. Ce n'est pas d'une manière rapide que cela se fait, même
quand on obtient la salivation, car il y a des résistances mécaniques
à vaincre qui nécessitent un certain temps. Le mercure ne peut produire un effet assez rapide et satisfaisant, en contribuant à la dissolution de l'exsudation, à son élimination, et à la vascularisation

de la conjonctive, que là où cette exsudation n'a pas pénétré trop profondément dans le tissu de la muqueuse ; quand l'infiltration a été très-forte, s'il s'est formé une véritable croûte de fibrine, l'action de ce remède tarde malheureusement trop et ne peut pas empêcher la perte complète de l'œil. C'est dans ces cas malheureux qu'il faut bien s'adresser la question si on doit soumettre encore le malade aux chances d'un traitement mercuriel, dont le résultat viendra trop tard pour lui conserver la vue. On pourra de même se trouver dans cette triste position vis-à-vis de malades qui se sont inoculé le pus d'une gonorrhée, et qui, atteints d'une conjonctivite diphthéritique, n'ont pas consulté le médecin dès le début de la maladie.

Dans tous les cas moins graves, on fera bien d'employer le mercure, dans l'espérance de raccourcir autant que possible la première période de la diphthérie et de préserver l'œil d'un danger imminent. Le plus souvent, dans ces cas, l'on peut espérer d'obtenir le boursouflement de la muqueuse deux ou trois jours après que les premiers signes de la salivation ont apparu, salivation qui est généralement facile à obtenirpar un emploi suffisant du mercure.

On donne aux adultes, toutes les deux heures, 5 à 10 centigr. de calomel et l'on ordonne une friction de 2 à 4 grammes d'onguent mercuriel simple, à faire toutes les deux heures, alternativement sur la poitrine, les bras ou les jambes; il faut en outre frictionner, toutes les deux heures, le front avec le volume d'un pois de l'onguent suivant :

> Extrait de belladone .... 1 gramme.
> Onguent mercuriel simple..... 10 —

Aux enfants, on donne, suivant leur âge, demi à 2 centigr. de calomel, et l'on fait faire les frictions avec l'onguent mercuriel toutes les deux heures (demi à 1 gramme). On se servira, pour les frictions sur le front, de l'onguent indiqué.

En continuant cette médication, dans des cas urgents, jour et nuit (tout en employant avec énergie les compresses glacées), on peut opérer une mercurialisation assez rapide, et voir commencer la salivation au bout de vingt-quatre à quarante-huit heures ; en même temps, apparaissent les premières traces de vascularisation sur la conjonctive. Chez les enfants, où la salivation tarde généralement beaucoup plus à apparaître, on ne peut pas continuer ce traitement jusqu'à ce qu'elle arrive. Néanmoins il ne faut suspendre l'emploi des mercuriaux que lorsque se montrent les premiers symptômes de vascularisation, et que tout annonce que cette vascularisation et le boursouflement de la muqueuse marchent d'une manière satisfaisante ; sans cela, l'on fait la triste expérience qu'après avoir discontinué trop tôt le remède, une rechute de la diphthérie a lieu, qui ne cède qu'à un nouvel emploi de mercure. Qu'on ne cesse donc pas de donner ce remède avant d'être sûr d'être à l'abri de tous les dangers de la première période. Nous n'avons pas besoin d'ajouter qu'il faut avoir égard à la constitution du malade et agir prudemment, et cela surtout chez les enfants faibles et anémiques.

Les émétiques, que l'on donne, et surtout le tartre stibié, à petites doses, souvent répétées, peuvent agir d'une manière favorable ; nous pouvons dire la même chose de l'emploi des remèdes qui agissent sur la peau en facilitant la transpiration.

Bien plus que dans la conjonctivite purulente, il faut avoir soin de bien nettoyer l'œil. Nous nous servons du procédé indiqué plus haut en instillant de l'eau tiède ou du lait ; mais l'on peut aussi faire usage d'une faible dissolution de tannin ou de borate de soude (50 centigr. pour 300 grammes d'eau). Ces instillations doivent être répétées très-fréquemment, car sans contredit la stagnation du liquide sécrété en décomposition est nuisible pour la cornée. Nous conseillons, encore une fois, de bien se garder de l'usage si dangereux des seringues.

Tandis que nous ne mettons aucune importance à faire garder la diète dans la conjonctivite purulente, nous soumettons le malade à un régime assez rigoureux dans le cas de diphthérie. La diète doit être sévère, surtout pendant la première période de la maladie; mais, même quand celle-ci est passée, nous ne permettons que des aliments légers et en petite quantité. Si l'on ne prend pas ces précautions, on peut voir survenir une aggravation des symptômes ou même une récidive.

Il n'est guère nécessaire d'ajouter que le malade, pour se soumettre à un traitement aussi rigoureux, doit garder le lit. Si l'on veut traiter les malades dans une clinique *ambulatoire,* on n'obtiendra que des résultats beaucoup moins satisfaisants.

Aussitôt qu'un malade entre en traitement, quand il n'offre qu'un œil attaqué, il faut appliquer un léger bandeau compressif sur l'œil sain. Pour mettre ce bandeau, il faut placer d'abord une petite compresse ou un morceau de toile fine sur les paupières fermées, et remplir bien la fosse entre la racine du nez et le rebord sourcilier avec de petites rondelles de charpie douce ; quand cela sera fait, on appliquera quelques tours de bande de flanelle autour de la tête. La pression doit être faible, car l'on ne peut pas espérer ici, comme dans la conjonctivite purulente, de faire avorter les premiers symptômes de diphthérie par une compression suffisante. Il est nécessaire de renouveler ce bandage deux fois par jour pour s'assurer que l'œil n'a pas été atteint au-dessous du bandeau, et pour l'enlever aussitôt que la maladie aurait éclaté.

De même que, dans la conjonctivite purulente, on peut, pour diminuer le gonflement des paupières, appliquer sur la peau qui les recouvre le nitrate d'argent pur, la teinture d'iode ou le sous-acétate de plomb.

Quant aux affections de la cornée, nous n'avons pas grand'chose à ajouter. Si cet accident survient pendant la première période, il ne faut pas pratiquer la paracentèse, même si l'on était tenté de le faire ; il faut se contenter de l'atropine. Aussitôt qu'il s'agit d'affections de la cornée pendant la deuxième période, l'on doit les traiter suivant les mêmes règles que nous avons indiquées en parlant de la conjonctivite purulente.

Une fois que la troisième période de la maladie est en plein développement, presque toutes les tentatives thérapeutiques sont inutiles. On voit parfois, et cela surtout là où l'infiltration diphthéritique n'a été que partielle et localisée en quelques points, ces parties présenter des cicatrices qui les couvrent comme un voile léger. Cela n'offre pas d'inconvénient pour l'œil; mais, si la cicatrisation est générale et profonde, il n'en est plus ainsi : la sécrétion de l'humeur qui humecte l'œil est gravement atteinte, et de plus en plus se développent les symptômes d'une xérophthalmie. En cas pareil, il faut chercher à remplacer ce défaut de liquide.

Le lait est encore le meilleur moyen d'enlever la sensation pénible de sécheresse et de frottement que les malades éprouvent; nous conseillons de laver, si nécessité il y a, plusieurs fois par jour, les yeux avec du lait, et de les mouiller avec une compresse trempée dans ce liquide.

S'il y a complication d'un symblépharon de plus ou moins grande étendue, qui s'est développé dans la troisième période, nous ne pouvons y remédier par une opération ; car, dans la plupart des cas, la conjonctive est détruite sur une grande étendue, et a donné lieu à la réunion du tarse avec le bulbe.

Si nous résumons en quelques mots les procédés thérapeutiques contre la conjonctivite diphthéritique, nous voyons que l'emploi du mercure occupe la première place; à côté de lui, les réfrigérants doivent être employés énergiquement. La plus grande difficulté dans le traitement sera de déterminer le moment précis où il faudra cautériser. On est bien embarrassé pour cela s'il y a complication d'une affection de la cornée pendant la première période; l'on désire alors voir apparaître, aussi vite que possible, la deuxième période.

Les formes mixtes de diphthérie et de conjonctivite purulente exigent aussi un traitement bien prudent et bien circonspect. Là où il n'y a pas d'accidents urgents du côté de la cornée, l'on fera toujours bien d'attendre pour cautériser jusqu'à ce que le boursouflement de la muqueuse se soit bien montré. Il ne faut essayer de faire des cautérisations localisées, avant que ce boursouflement ait eu lieu, que là où il y a des affections de la cornée. On fait alors la cautérisation d'une manière très-superficielle avec du nitrate d'argent mitigé, ou, si l'on craint son action encore trop forte, avec une solution de nitrate d'argent qu'on applique avec de grandes précautions, à l'aide d'un pinceau :

> Nitrate d'argent......... 25 centigrammes.
> Eau distillée. .... 10 grammes.

Les cautérisations à l'aide de ce liquide peuvent être aussi essayées avec avantage dans les cas où l'on a une infiltration diphthéritique très-superficielle, et où la stase veineuse et l'état cyanosé de la conjonctive sont les symptômes qui l'emportent.

Il ne faut faire ces cautérisations, comme nous l'avons dit, que partiellement, bien neutraliser, et scarifier après avec soin ; l'eschare produite par cette solution sera moins épaisse et sera plus facilement éliminée.

Dans les cas où l'on n'a qu'une vascularisation incomplète avec des plaques diphthéritiques qui tardent à se vasculariser, si l'on désire leur élimination, vu l'état de la cornée, il faut employer le nitrate d'argent mitigé, en observant toutes les précautions indiquées ; dans tous les cas, ce sera un jugement habile, guidé par une riche expérience, qui donnera les meilleurs conseils pour l'emploi des cautérisations.

Espérons que l'étude attentive et consciencieuse de cette maladie parviendra à nous donner un remède qui en limitera les ravages et ne laissera plus le médecin dans la position si triste où il se trouve, s'il doit assister à la destruction d'un œil sans pouvoir en aucune manière l'arrêter.

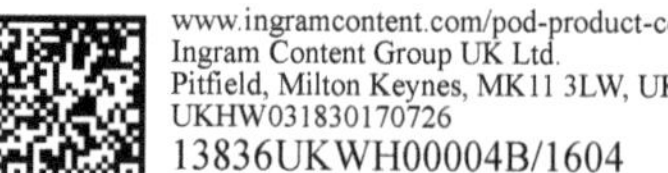
www.ingramcontent.com/pod-product-compliance
Ingram Content Group UK Ltd.
Pitfield, Milton Keynes, MK11 3LW, UK
UKHW031830170726
13836UKWH00004B/1604